KB268490

스트레스가 내 몸을 살린다

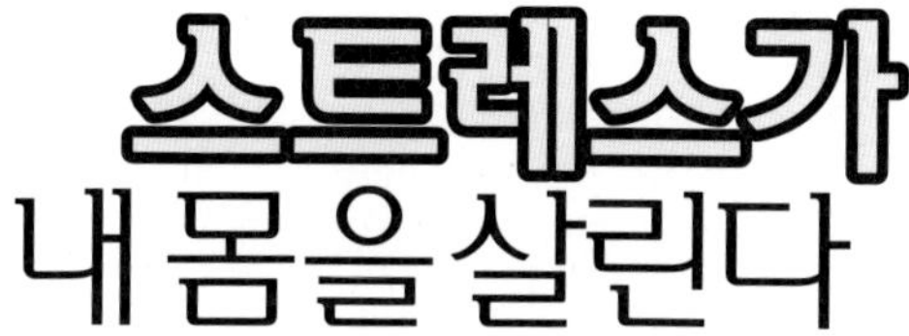

대한불안의학회
스트레스관리특별위원회
지음

가림출판사

불안은 인간의 감정 중에서도 가장 원초적이며 일반적인 것입니다. 이 불안과 뗄래야 뗄 수 없는 관계에 있는 것이 스트레스입니다. 스트레스는 불안을 일으키기도 하지만 우리 몸을 싱싱하게 하고 단련시켜 불안을 더 잘 이겨내고 극복할 수 있게도 합니다. 하지만 아직도 스트레스와 불안은 낯설고 어려운, 피하고 싶은 단어로 인식되고 있습니다.

지나친 경쟁으로 스트레스가 심한 우리나라는 성인 4명 중 한 명이 불안증상을 느끼고 있으며 생활에 지장을 주는 정도의 심한 불안을 가지고 있는 사람도 6%나 됩니다.

하지만 이러한 불안과 스트레스를 사회적인 원인으로만 돌려버리거나 어쩔 수 없는 것, 피할 수 없는 것이라고만 생각해 내가 어떻게 할 것인가 하는 부분이 간과되어 왔고 이에 대한 의식의 전환이 필요하다고 생각되었습니다.

대한불안의학회는 일반인들도 쉽고 친숙하게 불안과 스트레스에 대해 접근할 수 있도록 2005년에 『스트레스 다스리기』라는 책자를 펴낸 바 있습니다. 그러나 그 후로도 계속 발전된 의학 정보들을 알려주기 위해 새롭게 출간할 필요성을 느끼고 있던 중, 여러 선생님들이 다시 힘을 합쳐 이번에 『스트레스가 내 몸을 살린다』는 제목으로 한 단계 더 발전시킨 내용의 책을 출간하게 되었습니다.

이 책을 통하여 스트레스가 단지 고통과 외면의 대상으로서가 아니라 스트레스를 제대로 앎으로써 자신을 깨우고 자신의 능력을 배가시키는 도구로 활용할 수 있으며, 또한 스트레스를 효과적으로 다룸으로써 보다 풍요롭고 자유로운 삶이 되시는데 많은 도움이 되실 수 있을 것이라 생각합니다.

대한불안의학회 이사장 **백 기 청**

사람들은 이가 아프면 치과에 가고, 배가 아프면 내과에 간다. 그런데 마음이 아플 땐 전문가를 찾기 꺼려한다. 참 안타까운 일이다. 백세 장수의 시대에 제일 중요한 것은 마음의 건강이고, 그 시작은 스트레스를 잘 관리하는 것이다. 스트레스에 쌓여서 늘 짜증스럽게 살아야 한다면 오래 사는 것도 고통일 수 있다. 아예 스트레스를 안 받고 살 수만 있다면, 신선이 부럽지 않을 것이다.

밥 먹고 나면 당연히 이를 닦듯이 스트레스 관리도 습관이 되어야 한다. 성공하기 위해서도 스트레스를 잘 관리해야 한다. 그런 필요에 부응하기 위해 이 책을 집필하게 되었다. 이 책은 21명의 스트레스 분야 전문가가 모여서 집필하였다. 본 위원회에서 2005년에 발간했던 『스트레스 다스리기』를 전면적으로 수정 보완하였고, 이론은 짧게 줄이는 대신 실제 생활에서 활용할 수 있는 실천법과 사례를 풍부하게 실었다. 따라서 스트레스 때문에 고민하고 해결방법을 찾는 사람들에게 자신 있게 권할 수 있는 실용서이다.

필자들은 모두 스트레스 분야의 전문가들로서 매일 진료실에서 스트레스 받는 환자들에게 효과적인 관리법을 알려주고 있고 연구도 하고 있다. 따라서 체계적이면서도 실용적인 내용으로 구성할 수 있었다. 이 책은 스트레스를 치료하는 의사뿐 아니라 간호사, 심리학자, 상담가, 사회복지사, 교사, 인사관리담당자 등 사람을 보살피는 일을 하는 모든 분들에게 유익한 정보서가 되리라 확신한다.

이 책은 총 4장으로 구성되어 있다. 1장 '스트레스 바로 알기'에서는 스트레스가 왜 생기고 건강한 스트레스와 병적인 스트레스는 어떻게 다른지 안내한다. 2장 '스트레스 깊이 알기'에서는 스트레스로 인한 우리 몸의 변화, 특히 호르몬, 면역기능의 변화를 살펴본다. 한편 심장병과 뇌졸중 등 생명에 직접 영향을 미치는 스트레스 관련 질환에 대해서도 다루고 있다. 3장 '특수 상황에서의 스트레스'에서는 수험생, 주부, 취업준비생, 직장인을 위한 구체적인 조언이 들어 있고 성격 유형에 따라 나타나는 차이도 다루었다. 4장 '스트레스 줄이기'에서는 실전에서 활용할 수 있는 스트레스 퇴치법 - 생각 바꾸기, 스트레스 비만 관리, 이완 요법, 대인관계 스트레스 관리와 자기주장 훈련, 자기관리법, 웃음치료, 최면요법 - 을 사례와 함께 담았다. 최근 부각되는 긍정심리학적 기법도 포함되어 있으며 생활 속에서 꼭 실천해야 할 '스트레스를 이기는 10계명'으로 마무리를 하고 있다.

자신이 과도한 스트레스를 받고 있다고 생각하는 사람들은 본문 내용에 있는 방법들을 쉽게 따라해 보고 스트레스가 줄어드는 체험을 할 수 있도록 실제적이고 실용적으로 만들었다. 이 책은 스트레스에 대한 지식과 정보의 전달보다는 구체적인 스트레스 상황의 예를 통해 다른 사람의 스트레스 경험을 간접 경험하고 쉬운 스트레스 감소 방법들을 실천할 수 있도록 하는데 중점을 두었다.

저자들에게 통일된 양식과 눈높이의 원고를 써달라고 할 때, 엄청난 스트레스를 각오했었다. 그러나 놀라운 실행력을 지닌 간사 이병철 교수와 가림출판사의 노련한 편집자 이선희님, 무엇보다 원고 마감을 칼같이 지키면서 개성있게 사례를 구성해준 각 저자들 덕분에 즐겁고 유쾌한 작업을 할 수 있었다. 늘 즐겁게 일하는 분위기를 만들어주시는 대한불안의학회의 모든 임원과 회원께도 진심으로 감사드린다.

대표저자 **우종민**

차   례

추천의 글 |7
책머리에 |8
스트레스와 정신과 진료 |14

1장 스트레스 바로 알기

스트레스는 왜 생기는가? |20
- 스트레스의 어원 |22
- 스트레스와 스트레스 유발인자의 정의 |22
- 스트레스가 왜 생기는가? |26

건강한 스트레스 병적인 스트레스 |32
- 건강한 스트레스란? |33
- 병적인 스트레스란? |34
- 수험생(학업) 스트레스 |34
- 직장 스트레스 |35
- 성격적 특성에 따른 스트레스 |36

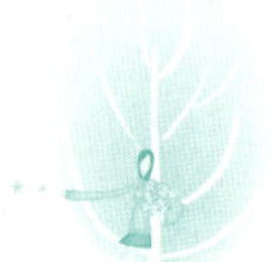

2장 스트레스 깊이 알기

스트레스로 인한 신체 증상 |40
- 스트레스에 의한 급성 신체 증상들 |41
- 스트레스에 의한 질환들(심신질환) |43

스트레스와 호르몬 변화 |47
- 스트레스를 받을 때의 생리반응 |47
- 스트레스 시 호르몬 반응의 과정 |49
- 스트레스 호르몬의 효과와 부작용 |51
  노르에피네프린과 에피네프린 |51
  스테로이드 호르몬 |53
  만성적인 스트레스 호르몬 분비의 부작용 |54

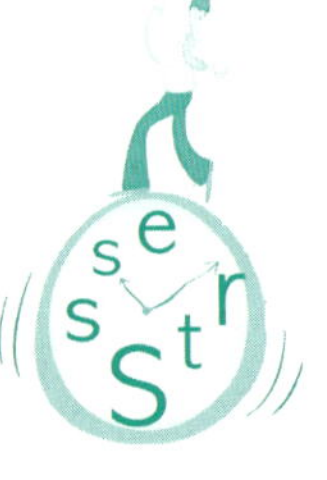

스트레스와 면역기능 | 56
· 스트레스가 면역기능에 정말로 영향을 미칠까? | 57
· 스트레스의 종류에 따라 미치는 영향이 다르다? | 59
· 나이에 따라 스트레스에 대한 반응도 다르다? | 63
· 스트레스와 면역력이 대인관계에까지 영향을 미친다? | 64

스트레스와 심장병, 중풍 | 67
· 스트레스가 심하면 급사할 수 있다 | 67
· 스트레스와 자율신경계, 그 인체의 신비에 대하여 | 70
· 자율신경계 균형을 깨뜨리는 스트레스 | 72
· 스트레스와 대처방식 | 73
· 그렇다면 어떻게 해야 할까? | 74

3장 특수 상황에서의 스트레스

수험생 스트레스 | 82
· 입시 스트레스와 관련된 정신건강 문제 | 84
· 수험생 스트레스, 스스로 이겨내기 | 86
· 수험생 스트레스, 가족이 도와줄 일 | 90

학교 안의 스트레스, 학생과 교사의 스트레스 | 98

주부 스트레스 | 132
· 아이 두 명을 키우다보면 병이 생기는 우리나라 주부들 | 132
· 친구에게는 다정해도 부모에게는 눈을 부라리는 아이들 | 136
· 효부 상을 받을 만한 주부들의 이면세계 | 140

취업 준비생의 스트레스 | 143
• 취업 준비생의 스트레스 원인 | 144
• 취업 준비생에게 잘 나타나는 증상 | 146
• 취업 준비생의 스트레스 극복을 위한 접근 | 149

직장 스트레스 | 156
• 정의 | 157
• 원인 | 157
• 증상 및 진단 | 161
• 접근 및 해결 | 168

성격유형과 스트레스 | 173
• 의심이 많은 편집성 성격 | 174
• 자기만의 세계에서 사는 분열성 성격과 분열형 성격 | 174
• 불안정하고 충동적인 경계성 성격 | 175
• 자존감 손상에 과민한 자기애적 성격과 수줍고 예민한
  회피성 성격 | 176
• 지나치게 자신을 통제하는 강박성 성격 | 177

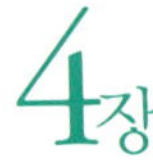

4장 스트레스 줄이기

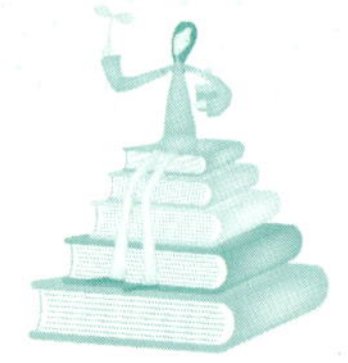

생각바꾸기 | 182
• 생각바꾸기의 필요성 | 183
• 자동적 사고와 소크라테스식 문답법 | 185
• 스키마가 좌우한다 | 190

스트레스 비만 효과적인 관리 | 195
• 비만이란? | 195
• 비만의 원인 | 196

• 스트레스를 받으면 살이 찌는 이유 | 197
• 스트레스로 인한 비만 극복하기 | 198

이완요법 | 200
• 스트레스로 인한 비만 극복하기 | 200
• 이완훈련 | 201
• 이완훈련의 구체적 방법 | 203
• 일상생활에서의 이완훈련의 응용 | 210

스트레스와 성장 | 211

대인관계와 자기주장훈련 | 228
• 공격적 · 수동적 · 자기주장적 대화법 | 230
• 자기주장 훈련의 시작 | 232
• 자기주장 훈련 지침 | 234
• 간단한 자기주장 기술 | 239
• 자세와 표정 | 239
• 상대방의 말을 잘 듣는 법 | 240
• 타협하기 | 241
• 어려운 상황이나 상대를 극복하기 | 241

스트레스 상황에서의 자기관리 | 245

스트레스와 웃음치료 | 254
• 스트레스 어떻게 이겨낼까? | 255
• 잘 웃기 위한 방법 | 259
• 웃음치료 | 261
• 얼굴 웃음 근육 훈련 실제 | 267

스트레스와 최면요법 | 276

매일 실천하는 스트레스 관리 십계명 | 286

스트레스를 받고나서

정신과 진료를 받는 경우

오 강 섭
성균관의대 강북삼성병원
정신과 교수

현대인에게 스트레스는 피할 수 없는 삶의 한 요소이며 성장을 위해서도 필수불가결하게 필요하다고 할 수 있다. 그러나 많은 정신적 · 신체적 건강 문제의 주된 원인이 스트레스인 경우도 흔하다. 스트레스가 지나치면 각종 증상이나 질병으로 발전할 수 있기 때문이다.

한스 셀리에(Hans Selye)는 스트레스를 받으면 신체는 3단계로 반응을 보인다고 정의하였다.

그 중 1단계는 경보단계로 마치 알람(alarm)이 울리는 것과 같은 시기이다. 이 단계에서는 자율신경 중에 교감신경계가 활성화되면서 신체가 전반적인 각성 상태에 놓이게 된다. 즉 신경전달물질 중에 에피네프린, 노르에피네프린의 분비가 증가하면서 교감신경계가 활성화 되어 스트레스에 대항할 수 있는 준비를 하는 시기인 것이다. 즉 신체가 스트레스에 대한 어떤 대응 활동(예를 들어 대항, 도피)을 취할 수 있도록 준비시킨다. 이 단계에서는 스트레스가 특정 장기에는 영향을 주지 않는다. 따라서 다시 자신의 스트레스 상태를 이해하고 충분한 휴식과 스트레스 관리를 하게 되면 다시 정상화될 수 있는 시기이다.

그러나 스트레스가 사라지지 않고 지속되면 다음 2단계로 진행된다. 2단계는 저항 또는 증상의 단계이다. 이 시기에는 신체의 신진대사가 증가하면서 외부의 스트레스에 대하여 대항하고 적응하려고 노력하는 시기이다. 이 시기에는 스트레스로 인한 반응이 특정 장기나 기관에 집중될 수 있다. 따라서 각종 증상이 다양하게 나타날 수 있는 시기이다.

마지막 3단계는 피폐, 질병의 단계이다. 이 시기에는 기관이 더 이상 스트레스를 이겨내지 못하고 탈진하여 기관 및 장기가 파괴되기 시작하면서 질병으로 발전하는 시기이다. 따라서 이 시기는 이미 질병으로 발전한 상태이기 때문에 정신과는 물론 각종 진료과의 다양한 치료가 필요한 시기이다.

그렇다면 언제, 어떻게 적절하게 정신과 진료를 받아야 할까?

우선 1단계인 경보단계부터 정신과 진료를 받을 필요는 없다. 이 시기는 각성이 증가하면서 나름대로 스트레스에 준비하는 시기이기 때문이다. 2단계인 저항의 단계부터는 정신과 진료가 필요하다. 2단계까지는 아직 질병이 발생한 것이 아니므로 이때부터 스트레스를 잘 관리하는 노력이 필요한 것이다. 물론 2단계까지는 스트레스가 관리되고 이로 인한 증상들이 잘 조절되면 신체가 스트레스를 극복하여 이전의 건강을 되찾을 수 있다. 따라서 이 시기에 어떤 증상을 가지고 있더라도 정신과를 방문하여 자신의 스트레스 정도를 평가 받고 이를 극복하기 위한 노력을 한다면 스트레스 이전의 상태로 아무런 후유증 없이 온전히 회복될 수 있다.

이 시기에 정신과를 방문하면 다음의 몇 가지 요인들이 우선 평가된다. 첫째, 개인에게 주어지고 있는 정확한 스트레스 요인을 평가하는 것이다. 여러 가지 생활 속의 사건에 초점을 맞추어 개인의 지속적인 생활 양식에 영향을 줄 수 있는 각종 사건들을 평가받게 된다. 다음으로 스트레스에 대한 각종 반응을 측정받게 된다. 여기에는 자율신경계 기능 및 반응, 스트레스 호르몬 등 내분비계 기능, 신경전달 물질 및 면역 기능 등이 측정될 수 있다. 그 외에 심리학적 평가로서 스트레스에 대한 지각을 측정하고 다면적 인성 검사, 간이 정신진단 검사, 각종 불안 및 우울평가 척도 등이 적용될 수 있다. 마지막으로 개인의 스트레스 인지지각 척도, 대응 전략 평가 척도, 대처 방식 척도, 성격유형 행동특성 척도 등을 적용하여 개인의 스트레스 대처 방식, 성격 유형 등을 평가하게 된다.

이를 종합하여 개인의 스트레스 정도, 반응 단계, 개인의 대처능력에 따라 적절한 처방이 내려지게 된다. 물론 초기에는 스트레스 관리가 주된 목적이다. 효과적인 스트레스 관리를 위하여 스트레스에 대한 이해, 스트레스로 인한 증상 및 증후에 대한 인식이 요구된다.

구체적인 관리 기법으로는 인지치료. 이완법의 숙지, 분노관리법, 감정조절법, 인지기술훈련, 식이조절, 규칙적인 운동, 효과적인 의사소통 기술훈련 등이 있다. 이들이 개인의 상태에 따라 적절히 제공된다. 약물치료가 필요한 경우도 있다. 물론 스트레스가 질병은 아니기 때문에 이 경우의 약물사용은 질병이나 스트레스의 직접적인 치료가 목적이 아닌 증상을 조절하거나 질병의 유발 및 악화를 예방하기 위하여 필요하다. 따라서 약물치료는 적절한 스트레스 대처기술을 개발하는 것을 대체하는 것으로 사용되어서는 안 되고 다른 비약물학적 기법들을 보조하는 목적으로 사용되는 것이 바람직하다.

특히 약물치료가 필요한 경우는 스트레스 반응으로 극심한 고통이 동반된 경우, 현재의 스트레스로 인하여 정상적인 일상생활의 유지가 심각하게 방해받는 경우, 스트레스가 장기간 계속되는 경우, 스트레스로 인하여 기관의 파괴가 예상되는 경우 등이다. 따라서 비약물학적 치료가 우선되고 필요 시 약물치료가 병용되는 것이 가장 바람직하다.

많은 현대인들이 스트레스로 고통 받고 있고, 이로 인한 각종 증상 및 질병으로 치료를 받게 된다. 그러나 스트레스의 중요성을 잘 인식하지 못할 뿐 아니라, 인식하더라도 이를 관리하지 못하여 증상이 지속되고 질병으로 발전하게 된다. 따라서 스트레스에 대한 정확한 이해와 관리를 위하여 노력하고 혼자 힘으로 안되는 경우 반드시 정신과 진료를 받는 것이 필요하다.

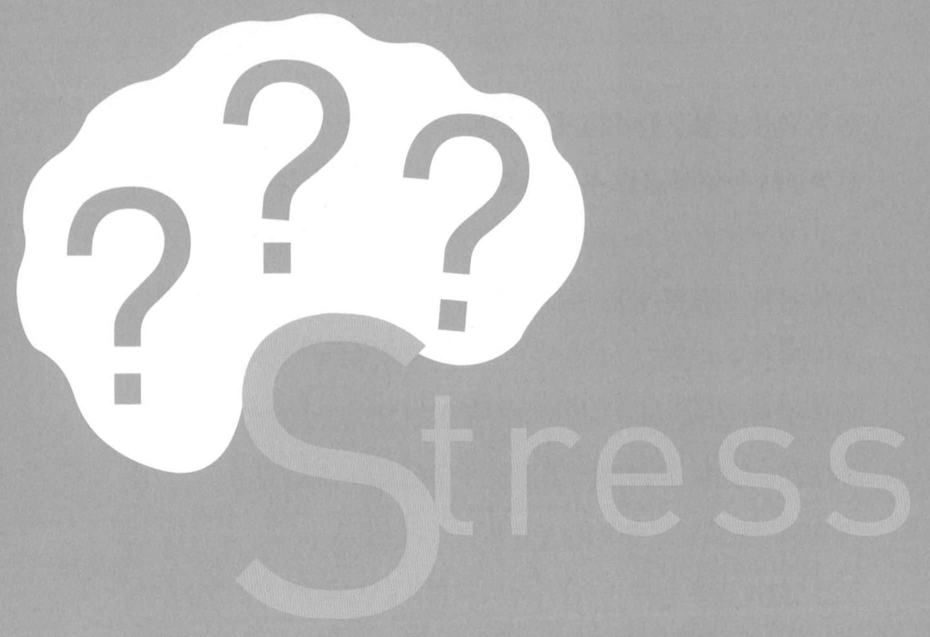

스트레스
바로 알기

01

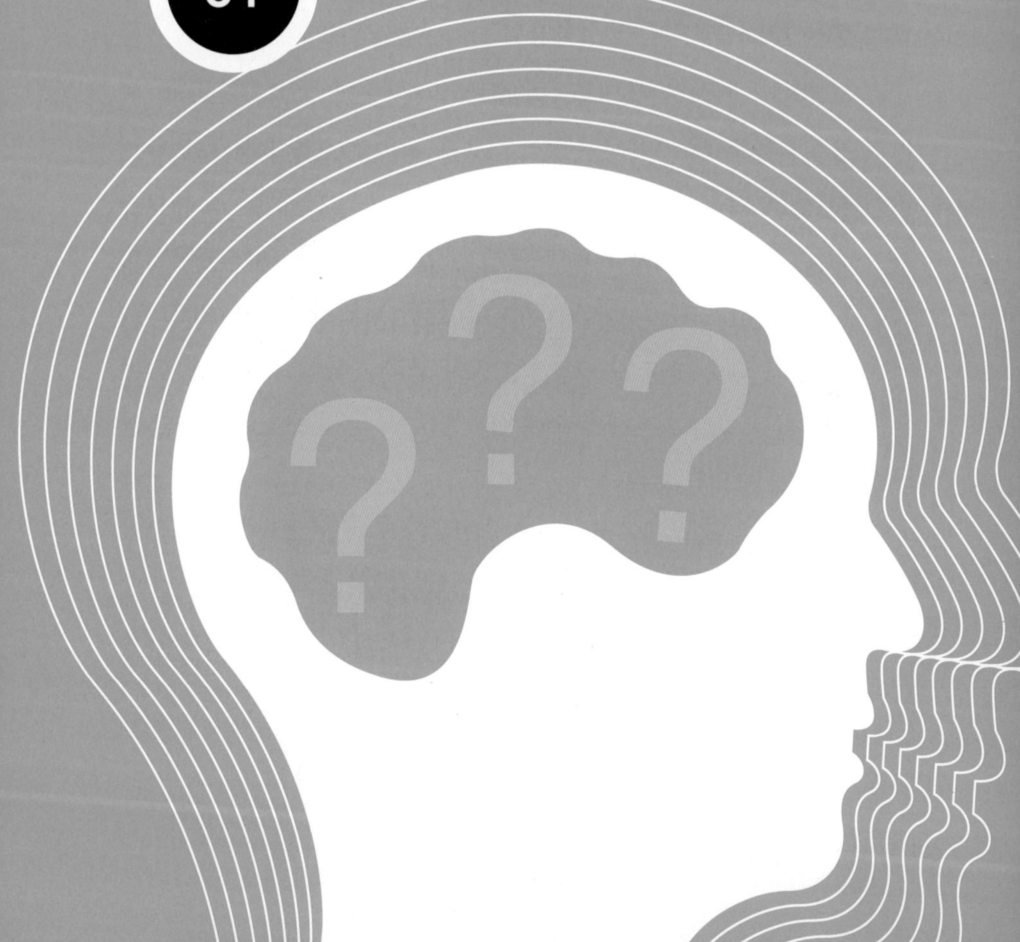

스트레스는 **왜** 생기는가?

이상열
원광의대 신경정신과
정신신체전문가

| 우리는 일상생활에서 스트레스에 대하여 자주 접하고 있지만 스트레스가 정확하게 무엇인지는 잘 알지 못하는 경우가 많다. '열 받는다' '뚜껑이 열린다' '골치 아픈 일' '심장이 철렁 내려 앉는다' '입 맛이 쓰다' '폭발 직전이다' ... 매일매일 우리는 스트레스 속에 살고 있으며, 스트레스와 연관된 많은 대화를 나누며 살아가고 있다. 이렇듯 스트레스가 우리 생활에서 매우 근접하지만 정확히 개념이 무엇이고 왜 생기는지 알지 못하여, 이로 인해 적절하게 스트레스를 대처하지 못하게 된다. 왜냐하면 우리에게 나타나는 스트레스가 나쁜 경험뿐만 아니라 좋은 경험에서도 나타날 수 있기 때문이다. 또한 스트레스는 삶에

꼭 필요하나 항상 병적인 부분 혹은 힘들고 괴로운 것으로만 이해하고 있기 때문이다. 우리가 만일 어떤 스트레스도 느끼지 못한다면 우리는 생존할 수 없을 것이다. 스트레스는 우리 삶에서 반드시 꼭 필요한 전제조건이다.

우리는 매일 좋은 스트레스든지 혹은 나쁜 스트레스든지 체험하고 살고 있으며, 자신이 겪는 스트레스를 효율적으로 대처하고 조절할 수 있다면 그 스트레스는 문제가 되지 않고 오히려 삶을 활기 있게 하며 개인의 적응력을 높게 만든다. 스트레스는 생활 사건이나 힘든 상황을 어떻게 조절할 것인지 모를 때 문제가 된다.

특히 바쁘고 긴장된 생활이 계속되거나 대인관계, 부부관계 등 심리적 갈등이 심한 현대인에게 스트레스는 건강의 가장 큰 유해 요인으로 작용할 수 있다.

스트레스는 신체적·심리적·정서적 노력이 필요한 변화에 대한 몸과 마음의 적응 결과이다. 좋은 경험이라 해도 변화와 적응이 필요하다. 변화 그 자체는 새로운 것이 아니며 인류 진화의 기본이다. 변화는 어디에나 있다. 기술의 변화, 과학 및 의학의 변화, 작업 환경의 변화, 구조의 변화, 가치와 사회 관습의 변화, 철학의 변화뿐만 아니라 종교적 변화까지 변화는 우리의 삶이며 영구적인 진리는 변화한다는 것이다. 우리가 변화하는 시대에 살고 있으므로 우리가 살고 있는 이 시대를 '스트레스 시대' 라고 부르는 것도 새삼스러운 일은 아니다.

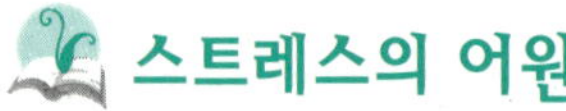 ## 스트레스의 어원

스트레스는 라틴어에서 기원한 단어로 14세 이후부터 사용되어 왔다. 초기에는 스트레스가 '고초' '궁지' '역경' '고통'의 의미로 사용되었고 타인에 대한 압력의 의미도 내포되어 있었다.

이후 17세기에 로버트 후크(Robert Hooke)가 물리학에서 지탱할 수 있는 압력의 의미로 사용하였다. 그러다가 교량 같은 물리적 구조물이 견딜 수 있는 압력의 의미로 그 개념이 넓어졌다. 이후 20세기 들어서 스트레스와 건강의 연관성이 연구되면서 스트레스 개념이 확장되어 왔다.

 ## 스트레스와 스트레스 유발인자의 정의

많은 정신의학자 및 연구자들이 20세기에 스트레스를 정의하기 위하여 노력한 결과 다음의 3가지 모델로 구분하였으며 우리는 이 3가지 개념을 혼합하여 사용하고 있다.

자극으로서 스트레스

자극 모델에서의 스트레스는 개인에게 요구되는 환경에서 나타나는 내적 혹은 외적 자극을 말한다. 우리의 삶은 특히 헤쳐가야 할 많은 외부 상황으로 가득 차 있다. 아침에 일어나 출근하고, 목표를 위해 공부를 하고, 처리해야 할 산더미 같은 일들이 있으며,

가족과 직장에서의 역할이 있다.

따라서 자극으로서 스트레스는 스트레스 유발인자로 부르기도 한다. 스트레스 유발인자는 하나의 사건이나 상황으로 스트레스 반응을 일으키는 요인이다. 스트레스 유발인자는 심리사회적 요인부터 생리적 요인까지 다양하다. 심리사회적 스트레스 유발인자는 좌절, 불안, 사회적 고립, 대인관계에서의 갈등, 미래에 대한 불확실성, 결정하기 전 여러 가지 선택 사항을 놓고 고민하는 것 등 우리의 정신에서 인식되는 부정적인 심리적 요인들이다. 생리적 스트레스 유발인자는 빛 혹은 소음 같은 감각의 박탈이나 과도한 자극, 사고, 수술 같은 위험에 대한 실제적 또는 가상적 상황, 수면, 음식, 체온, 물 같은 인간의 일차적 욕구의 박탈 등을 포함한다. 아울러 예상되거나 상상에서의 요인도 스트레스 유발인자로 작동하여 스트레스 반응을 일으킬 수 있다.

반응으로서 스트레스

반응 모델에서 스트레스는 개인의 경험을 스트레스로 간주한다. 이런 경험을 우리는 스트레스로 고통 받고 있다고 말하는 것이다. 대개의 경우 경험하거나 관찰할 수 있는 여러 증상들 예를 들어, 과민해지고, 기력이 떨어지며, 잠을 못자고, 머리가 아프거나 소화가 안 되는 증상들이다. 우리는 이런 증상이나 신호를 다른 사람에게서 관찰할 수 있다. 이런 반응은 우리에게 행동으로, 정서

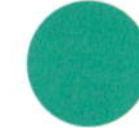
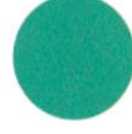
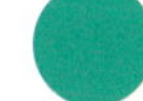

적으로 또는 신체적으로 조절할 필요가 있음을 알려 준다. 이런 증상 및 신호는 우리가 스트레스를 효과적으로 조절할 필요성이 있음을 나타내는 경고신호이다.

스트레스와 연관이 없는 신체적 또는 정신적 질환을 찾는다는 것은 매우 어려운 일이며 모든 질환이 스트레스와 연관이 있다는 것은 놀랄만한 사항이 아니다.

교류적으로서 스트레스

최근의 스트레스에 대한 교류적 모델은 자극과 반응 사이의 과정에서 작용하는 여러 인자들이 있으며 이런 인자가 자극과 반응 사이에 작용하여 심리적 혹은 신체적 적응에 작용한다는 것이다. 가장 중요한 인자로 사회적 지지와 대처방식이 있다. 예를 들어, 동일한 생활사건으로 직장의 승진에서 탈락된 두 회사원 A씨와 B씨의 각자의 사회적 지지와 대처 방식에 따라서 그 결과가 달라질 수 있음을 알 수 있다.

회사원 A씨는 승진에서 누락된 것이 좌절이고 슬픈 일이지만 주변의 친구 및 부인으로부터 따뜻한 정서적 지지를 받고, 본인이 왜 승진에서 누락되었는지를 검토한 후 부족한 부분을 더욱 매진한 후 그 다음 해에는 원하는 승진을 하게 되었다. 그러나 B씨는 혼자서 그 좌절과 고통을 모두 겪어야만 하였으며 '나는 실패자야' '나는 모든 것이 끝났어' '어떻게 해도 승진할 수 없을 거야' 라는 여러 부정적인 생각에 매일 술만 마시고 고립된 생활이 지속되어 결국 회사에서 퇴직하게 되었다. 이는 똑같은 생활사건이라 해도 개인의 사회적 지지와 대처 방식에 따라서 그 결과가 달라질 수 있음을 나타내고 있다. 이렇듯 자극과 반응의 상호작용에 작동하고 있는 여러 인자에 의해서 결과가 달라질 수 있다는 개념이 교류적 스트레스이다.

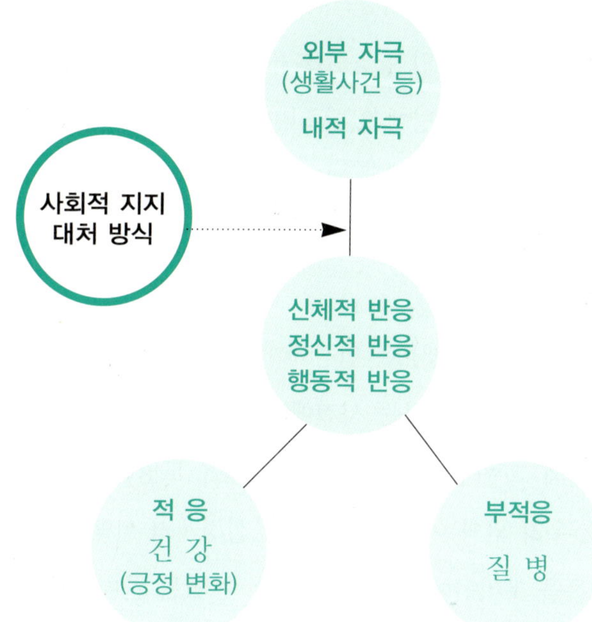

 ## 스트레스가 왜 생기는가?

인류가 원시인으로 동굴에서 살던 시절부터 생존을 위해 필요한 '투쟁(fight) 혹은 도피(fright)' 반응에서부터 스트레스가 시작되었다. 또한 스트레스는 피할 수 없는 인간 생존의 필수 조건이 되었다.

월터 캐논(Walter Cannon)은 이러한 생존을 위한 스트레스 개념에서 항상성이란 용어를 사용하면서 적절한 신체 기능을 위해서 외부 환경에 대한 반응으로 내적 환경이 조절되는 과정을 언급하였다. 두뇌가 항상 신체 기능을 관찰하고 있고, 변한 신체 기능을 발견하여 다시 안정적인 항상성을 유지하도록 반응하는 것이다. 예를 들어 너무 더운 방에 있게 되면 몸에서 땀이 나고(생리적 반응) 그 당사자는 창문을 열게 될 것이다(행동적 반응). 이는 인류가 혹독한 외부 환경에서 생존할 수 있도록 하는 과정이며, 스트레스로 작용할 것이다.

'투쟁 혹은 도피' 반응은 인간에게 필수적인 반응이다. 우리의 선조들이 생명을 위협하는 사건에 직면하게 되면 본능적으로 생존하기 위해 그 위험에 대항할 것인지 혹은 도망갈 것인지 반응하게 된다. 우리 뇌의 여러 부분과 자율신경계가 혈액 내로 스트레스 호르몬을 분비하여 신체가 행동할 수 있는 준비를 하게 된다. 심장 박동이 빨라지고, 혈압이 올라가며, 호흡이 빨라지게 된다. 근육 긴장도가 올라가며, 위장관의 움직임은 현저하게 떨어진다.

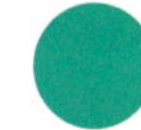
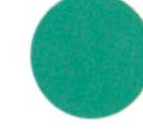

이 모든 신체 반응은 긴급한 행동에 필요한 에너지를 빨리 제공하는데 있다. 그러나 위험이 지나가게 되면 다시 안정된 상태로 돌아오게 된다.

생리적으로 과거 원시인과 오늘날의 현대인은 같은 중추신경계와 내분비계를 가지고 있다. 현대의 우리들은 원시인이 동굴에서 신체적 위험에 직면하였을 때 살기 위해 사용되었던 자율신경계를 오늘날에도 사용하고 있는 것이다. 변한 것이 있다면 즉각적인 행동이 필요한 신체적 위험 상황이 줄어들었고, 대신 심리적 위험에 더 자주 그리고 많이 노출되고 있는 것만 다를 뿐이다. 남편 또는 부인과의 논쟁, 직장 상사와의 갈등, 교통 체증, 혼잡한 거리, 경제적 어려움, 시험을 앞둔 수험생의 긴장감 등 즉각적인 행동이 필요하지는 않지만 반복적이고 위협적인 심리적 위험에 노출되어 있는 것이다. 그리고 이런 위험 상황에 과거의 원시인이 사용하였던 투쟁 혹은 도피 반응이 나타나게 되는 것이다.

인류 역사로 살펴볼 때 스트레스는 피할 수 없는 것이었으며, 인간 생존에 필요한 것이었다. 위험으로부터 자신을 보호해 주고, 항상성을 유지하여 신체 기능을 적정하게 작용하도록 하는 순기능의 역할을 하여 왔다.

그러나 신체적 혹은 심리적 위협이 지속되면 그 과정이 다르게 된다. 이를 한스 셀리에(Hans Selye)는 전반적 적응 증후군(general adaptive syndrome)이라고 하였다. 위험에 대하여 인간이 항상성을 유지하도록 신체적 · 심리적 혹은 행동 반응을 하게 된다.

첫 번째 단계는 경고(alarm) 단계이다. 신체가 자연 환경에서 위험에 대한 가장 적응적인 반응인 '투쟁 혹은 도피' 반응을 나타내는 단계이다. 이 단계에는 신체가 전반적으로 각성된 상태로 특정의 장기는 영향을 받지 않는다. 투쟁 혹은 도피 반응이 성공적이면 신체는 항상성 상태로 돌아오게 된다.

두 번째 단계는 저항(resistance) 단계이다. 스트레스 유발인자에 반복적으로 노출되거나 경고 단계에서 투쟁 혹은 도피 반응이 비효과적이거나 부적절하면 다른 반응이 나타나게 되는 것이다. 저항 단계에서 신체는 현재의 스트레스에 대하여 특정 장기 혹은 기능을 가져와 적응하게 된다. 예를 들어 면역 체계의 유지나 음식물 섭취 시 소화에 필요한 여러 장기의 정상적 신체 기능을 빌려와 적응하게 된다. 이 단계가 지속되어 다른 신체 기능에 필요한 자원이 고갈되면 신체의 손상이 나타나게 된다.

마지막 단계는 소진(exhaustion) 단계이다. 적응에 필요한 에너지가 제한적이어서 스트레스가 지속되고, 위험 요인이 사라지지 않으면 신체는 소진하게 되는 것이다. 소진 단계에는 스트레스를 조절하는 장기와 시스템이 붕괴하게 된다. 그 결과 질병이 발병한다.

이러한 모델을 우리의 일상생활에서 찾을 수 있다. 일류 기업의 전도가 유망한 직원인 C씨에게 시간외 수당 없이, 다른 직원이 도와주지 않는 상황에서 혼자서 복잡하고 어려운 일을 더 하도록 상사가 지시를 내렸다고 가정하여 보자. 그 사원의 초기 반응은 화가 나거나(투쟁 반응) 집으로 가 버릴 것이다(도피 반응). 초기의 경고 단계에는 심장 박동이 빨라지고, 혈압이 증가하는 증상이 같이 동반되므로 C씨에게 일시적인 신체 징후가 나타난다. C씨는 가족도 부양해야 하기 때문에 회사에서 나올 수 없었고, 상사와 싸운다는 것은 해고를 의미한다는 것을 알고 있었기 때문에 과중한 업무를 계속해야 했다.

C씨는 참아야 했고 압박감을 많이 느꼈지만 동료에게 도움을 청하지도 않았고, 혼자서 끙끙 앓기만 하였다. 화가 치밀었고, 심장이 계속 두근거렸으며, 동료와 가족에게 예민해지고, 기억력이 떨어지고, 소화불량, 불면증, 두통에 시달리게 되었다. 이 단계는 저항 단계이다. 투쟁 혹은 도피 반응이 지속되는 장기간의 생리적 각성으로 소화와 정상적 신체 기능에 필요한 자원을 사용하는 단계인 것이다.

C씨는 건강할 때보다 잦은 음주를 하고, 퇴근 후에 여가활동 없이 집 안에만 틀어 박혀 있으며, 건강에 해로운 음식만 찾게 된다. 그리고 불행하고 우울해 할 것이다. C씨는 결국 위궤양과 고혈압이 발병하였고 직장에 출근하기 어려울 정도로 아프게 된다. 이 단계가 마지막 단계인 소진 단계이다.

만일 C씨가 동료로부터 혹은 가족으로부터 정서적 지지를 받고, 상사에게 너무 업무가 과중하니 다른 직원과 할 수 있도록 요청하여 처리하였다면 경고 단계에서 저항 및 소진 단계로 진행하지 않았을 것이다. 규칙적인 생활, 충분한 영양 섭취, 적절한 운동, 명상, 이완훈련 및 호흡기법, 스트레스 관련 약물, 정신과 전문의와의 면담 등으로 경고 단계의 투쟁 혹은 도피 반응을 효과적으로 조절하였다면 저항단계로 진행하지 않았을 것이다.

스트레스의 비용은 경제적으로 추산할 수 없을 정도로 많다. 스트레스로 인한 질병, 결근, 사고, 자살, 죽음 같은 산출할 수 있는 비용도 많지만 대인관계의 붕괴, 일상생활 혹은 중요한 의사 결정에서의 오류, 생산성의 감소, 낮은 수행력, 감소한 창의성 등 숨겨진 스트레스의 비용은 더 많다. 미국에서만 발생하는 스트레스 비용을 추산하면 2000억 달러에 달한다고 한다. 이 중 산업적 측면은 300억 달러에 달한다. 영국의 경우 전체 국민 총생산(GNP)의 3.5%가 스트레스에 의한 비용으로 추산된다. 이와 같이 스트레스를 효과적으로 인식하고 조절할 수 있는 능력은 오늘을 살아가는 우리들에게 가장 중요한 능력으로 대두될 것이다.

오늘날의 변화 속도는 과거의 변화 속도보다 빠르게 진행하고 있다. 더군다나 미래의 변화 속도는 오늘날의 변화 속도보다 더 빠르게 진행될 것이다. 앞으로 우리의 선조들이 겪었던 신체적 위협은 더욱 감소하겠지만, 디지털 되어 가고 전산화되며, 핸드폰과 메일을 통한 간접적 접촉을 통한 관계가 증가하고 개인과 개인의 실제적 접촉은 점점 줄어들게 될 것이다. 핵가족화를 넘어서 혼자 사는 사람들이 늘어가고 직장에서의 갈등과 과중한 업무 등은 더욱 증가하게 될 것이다. 이러한 상황에서 우리의 미래는 스트레스를 어떻게 이해하고, 효과적으로 조절할 수 있는가가 중요한 사회적 문제가 될 것이다.

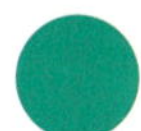

건강한 스트레스 병적인 스트레스

한상우
순천향의대 신경정신과

| 현대는 스트레스 사회라고 말할 정도로 대부분의 사람들이 다양한 스트레스에 노출되어 생활하고 있다. 그리고 대부분의 사람들은 스트레스를 두렵고 무서운 존재로 여기고 무조건 도망가려고만 한다. 하지만 이런 스트레스 자극이 모두가 몸에 해로운 것은 아니며 오히려 어떠한 스트레스는 받아들이는 개인의 태도와 자극의 정도에 따라서 일상생활에 활력을 불어넣어 줄 수도 있어 유익한 경우도 있다. 이렇게 양면의 칼날과 같은 스트레스 중에 어떤 것이 건강한 스트레스인지를 알아보고 우리 생활에 도움이 되게 활용할 수 있는지 알아보자.

첫 번째로 건강한 스트레스와 병적인 스트레스를 구분해 보자.

건강한 스트레스란?

생활에 활력이 되고 삶의 동기를 형성하는데 필요한 자극이 되면서 적절히 통제되고 병을 유발하지 않는 정도의 강도와 한정된 짧은 기간의 스트레스라 할 수 있다. 스트레스에 대한 신체반응을 몇 가지 단계로 구분하였을 때 질병이 유발되지 않고 적절히 극복될 수 있는 단계까지가 건강한 스트레스 단계라고 정의될 수 있다.

스트레스 반응 1단계

심신의 상태가 최상이 아니고 활력이 떨어져 있음을 느끼는 시기로 몸이 피로하고 기분이 좋지 않은 상태가 시작된다. 이것은 우리 몸의 이상에 대한 경고와 휴식을 취하라는 신호인 것이다.

따라서 하룻밤 숙면을 하거나 푹 쉬고 나면 이런 피로 상태는 쉽게 회복된다. 현대인들이 느끼는 오후의 피로는 1단계의 아주 가벼운 증상이라고 할 수 있으며, 이런 피로가 쉽게 회복되지 않고 오전에도 나타난다면 어딘가 이상이 시작된 것으로 보아야 한다.

스트레스 반응 2단계

1단계의 피로 상태가 지속되다가 충분한 휴식이나 적절한 스트레스 해소 과정을 거친 후에는 심신이 그 전보다 더 좋아지고 활력이 생기는 것을 느낄 수 있다. 평소 규칙적인 생활과 운동을 통해 건강을 유지하는 것은 바로 이런 스트레스를 극복하는 신체의 회복단계를 활성화한다는 의미이며, 스트레스를 효율적으로 극복하는 사람에게는 적당한 스트레스가 심신에 건강한 자극이 되어 신체활력 증진과 동기유발에 도움이 되는 것도 바로 이런 이유 때문이다.

병적인 스트레스란?

스트레스 강도가 너무 세거나, 기간이 너무 길거나, 휴식을 취하지 않아서 심신의 이상반응이 나타나고, 이를 무시하게 되면 심신의 저항력이 떨어져서 병적 스트레스로 넘어가게 된다. 이때는 신체의 방어능력을 잃게 되고 심리적 에너지도 고갈되어 각종 신체질병이나 스트레스성 정신질환이 나타날 수 있다.

지금부터 실제 현실상황에서 만나는 스트레스의 예를 들어보며 우리가 어떻게 대처하는 것이 병적인 스트레스를 건강한 스트레스로 전환하는 방법인지를 생각해 보도록 하자.

수험생(학업) 스트레스

건강한 스트레스는 학생이 공부를 해야만 하는 스트레스라고 할 수 있다. 이번 달에 시험이 있어서 공부를 해야 하는 압박감은 공부를 열심히 하게 만드는 건강한 스트레스이다. 또 학업에 대한 경쟁심은 적절한 동기를 부여하여 학습 성취욕을 높여준다. 친구 관계에서 친밀감에 대한 욕구를 느끼고 친밀감 획득을 위해서 노력하는 과정에서 겪게 되는 좌절은 청소년기의 건강한 스트레스로 자신의 대인관계 기술을 발전시키는 계기가 되어 적응 능력을 향상시켜준다. 고3 수험생은 심한 압박감에 시달리지만 실제로는 평소보다 더 많은 집중력과 능률을 얻고 있는 시기라고 할 수 있다. 이렇듯 스트레스는 위기이기도 하고 기회이기도 하다. 그러나 이런 환경적 자극을 극복하고 대처하는 수험생의 능력이 부족하거나 가족의 관심과 같은 주변 도움이 부족한 경우 병적인 스트레스로 발전하게 되므로 평소에 신체적 건강관리와 적절한 심리적 해소 방법을 가지고 있어야 하며 가족의 관심과 배려도 필요하다.

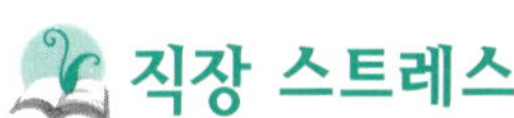 **직장 스트레스**

직장 상사의 눈치를 보는 것, 직장 동료와의 갈등, 자신의 업무에 대해 너무 지나치게 걱정을 하는 것, 일을 해놓고 조급하게 결과를 기다리는 태도, 승진문제 등 직장인들의 스트레스는 다양하고 복잡하다. 경쟁구도에서 뒤처지지 않기 위해 노력하고 성취해 감으로써 우리는 보상을 얻고 보람을 느끼게 된다.

그래서 우리는 직장이나 일상에서의 스트레스를 적절히 활용하고 재배치하는 기술과 능력이 필요하다. 너무 커다란 목표에 한번에 도전하는 것이 아니라 성취가능한 적절한 크기로 목표를 나눈후 그 목표를 달성하기 위해서 열심히 땀 흘리는 것이야말로 우리가 능숙하게 숙달해야 할 직장인의 스트레스 관리법이다. 적절한스트레스가 없으면 사람은 더 무력감을 느끼고 의욕이 없어지고삶이 권태롭게 느껴진다. 그리고 자극이 없는 것은 무기력감, 권태감과 같은 스트레스로 작용하여 건강을 해치게 만드는 요인이된다. 스트레스를 안 받을 수는 없으므로 스트레스를 받되 건강한스트레스로 변화시키는 노력이 필요하다. 이를 위해서는 일의 시간적 순서와 중요도를 정하여 효과적으로 처리하는 것이 중요하고 이것은 시간을 효과적으로 활용하는 능력을 필요로 한다. 또한스트레스의 강도도 조절하여 큰 덩어리의 스트레스를 작은 것 여러 개로 나누는 방법이 이상적이다.

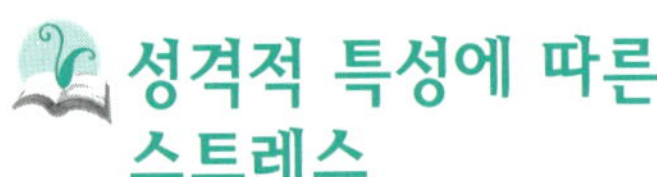 성격적 특성에 따른 스트레스

성취지향적 성격, 완벽주의적 성격, 강박적 성격, 열등감이 많은 성격, 예민하고 불안한 성격들은 이와 반대되는 성격 특성인 융통성이 많은 사람보다 스트레스를 더 심하게 경험할가능성이 높다. 스트레스를 많이 받는 성격의 공통점은 미리 앞서서 걱정하는 예기불안의 성향을 보이고, 남의 시선을 지나치게 의식하여 쉽게 긴장하고 자신의 생각을 자유롭게 표현하지 못하고,

자극에 대한 예민성이 높아서 작은 자극에도 부정적 지각, 부정적 사고, 부정적 판단을 하는 경향이 나타난다. 이것은 중성적 자극에 대해서도 병적 스트레스 반응으로 이어지게 되므로 자신의 성격특성을 잘 이해하고 긍정적 스트레스 반응으로 바꾸기 위한 노력이 필요하다. 자신이 얼마나 예민하고 꼼꼼한지와 같은 성격적 특성을 평가받아야 하고, 자신이 주로 사용하는 스트레스 대처방법도 효율적이고 적절한지 평가받는 것이 필요하다. 그래서 자신의 인격특성에 맞는 효과적 대처방법을 훈련 받으면 훨씬 스트레스를 덜 받고, 스트레스를 건강하게 처리하는 능력이 생기게 된다.

　우리에게는 성격의 유연성이 꼭 필요하다. 항상 외부 환경과 자신의 생각 속에서 스트레스는 새롭게 끊임없이 만들어진다. 이것이 병적인 스트레스가 되는지 건강한 스트레스가 되는지는 스트레스를 처리하고 극복하는 성격의 유연성에 달려 있다. 그래서 우리는 자신에 대한 깊이 있는 성찰을 반복하는 훈련을 통해 성격의 유연성을 길러야 한다. 이런 과정들은 신경정신과에서 정신분석치료와 같은 다양한 형태의 심리학적 방법으로 도움을 받을 수 있다.

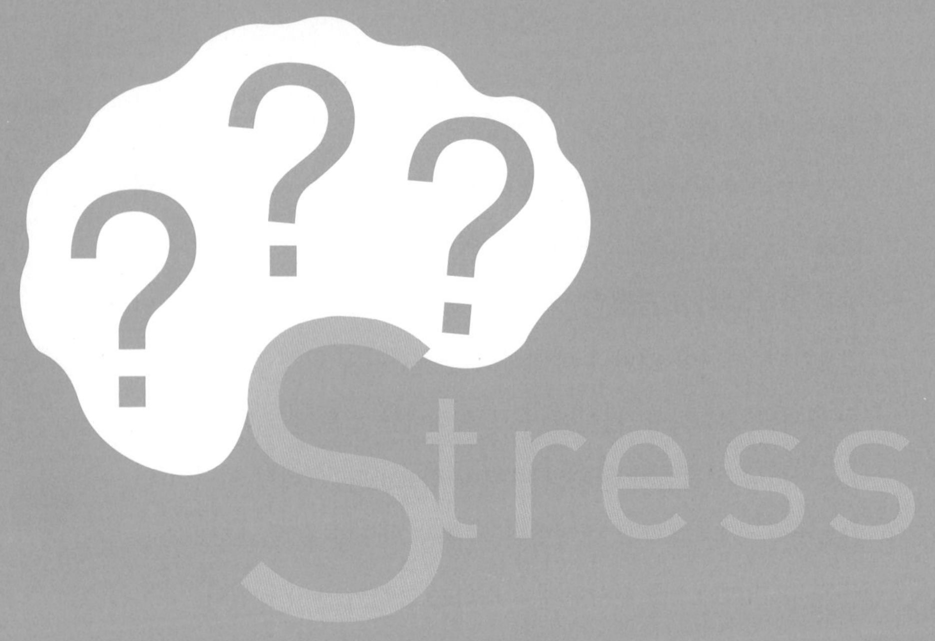

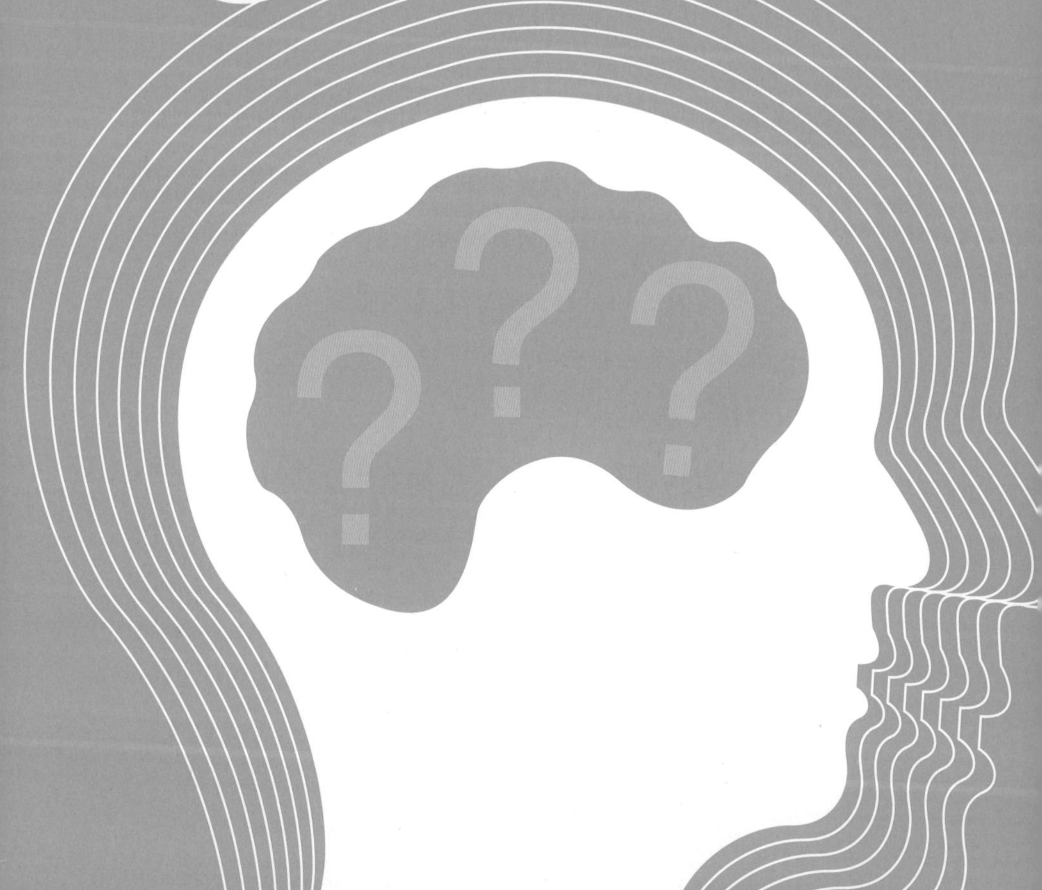

스트레스 깊이 알기

02

스트레스로 인한 신체증상

김 진 세
고려제일정신과
원장

| 철수와 영희가 시내 유명한 설렁탕집에서 식사를 했다. 맛있게 설렁탕을 먹고 나오는 순간, 철수는 설렁탕을 끓이는 커다란 솥에 빠져있는 바퀴벌레를 보고 말았다. 입 속에 바퀴벌레가 기어 다니는 느낌으로, 갑자기 속이 뒤집히고 토할 것 같았다. 아무 것도 모르는 영희가 말을 걸었다. "철수야! 이 집 설렁탕, 국물이 끝내주지!"

두 사람은 같은 설렁탕을 먹었지만, 불결한 음식상태를 알고 스트레스를 받은 한 사람은 급작스러운 위장관계 증상을 앓게 되었다. 하지만 그 사실을 모르는 한 사람은 전혀 증상이 없다. 이렇게 스트레스는 신체적인 변화를 일으킬 수 있다.

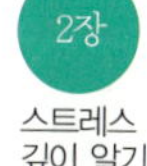
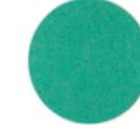

스트레스로 생기는 신체증상은 아주 다양하다. 이러한 증상들은 일시적이고 갑작스럽게 나타나기도 하지만, 때로는 지속되는 스트레스의 영향으로 만성화되거나 질병으로 발전하게 된다. 이번 장에서는 우리가 스트레스를 받았을 때 나타날 수 있는 신체증상들과 이로 인해 발생할 수 있는 질병에 대해 알아보고자 한다.

스트레스에 의한 급성 신체 증상들

스트레스를 받았을 때 일반적이고 갑작스러운 변화는 자율신경계의 교감신경이 활성화되어 나타난다. 스트레스를 받았을 때 혈액 속에는 자극 호르몬(에피네프린)이 분비되며, 이러한 호르몬의 변화도 스트레스 반응에 관여한다. 이러한 반응은 반드시 나쁜 것만은 아닌데, 근본적으로 스트레스에 의한 인체의 반응은 생존을 위한 일종의 적응기전(adaptive mechanism)이기 때문이다.

스트레스를 받으면 위험과 싸우거나 도망가기 위한 에너지를 공급하기 위해 다음과 같은 일련의 반응들이 일어난다.

- 근육, 뇌, 심장에 더 많은 혈액을 보낼 수 있도록 맥박과 혈압의 증가가 나타난다.
- 더 많은 산소를 얻기 위해 호흡이 빨라진다.
- 즉각 행동을 할 준비 때문에 근육이 긴장한다.
- 상황 판단과 빠른 행동을 위해 정신이 명료해지고 감각기관이 더 예

민해진다.

- 위험을 대비한 중요한 장기인 뇌·심장·근육으로 가는 혈류가 증가 한다.
- 위험한 시기에 혈액이 가장 적게 요구되는 곳인 피부·소화기관·신장·간으로 가는 혈류는 감소한다.
- 추가적으로 필요한 에너지를 위해서 혈액 중에 있는 당·지방·콜레스테롤의 양이 증가한다.
- 외상을 입었을 때 출혈을 방지하기 위해 혈소판이나 혈액응고인자가 증가한다.

이러한 적응기전으로 인해 우리 몸은 다양한 증상을 얻게 된다.

- 피로
- 두통
- 불면
- 근육의 긴장(특히 목과 어깨)
- 숨가쁨
- 가슴통증
- 위경련
- 구역질
- 손발이 차가워지고 떨림
- 얼굴이 달아오름
- 빈뇨(소변을 자주 봄)
- 기침 등

이러한 증상들은 스트레스가 경감되면 대부분 소실된다. 또한 스트레스가 지속되더라도 우리 신체의 피드백 기전이 정상적으로 이루어진다면, 호르몬과 자율신경계의 균형이 조절되어 증상이 사라진다. 그러나 스트레스가 계속되고 우리 몸이 제대로 적응하지 못하게 된다면 자칫 병을 얻을 수도 있다.

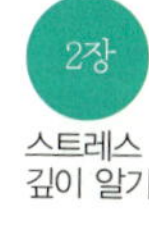 스트레스에 의한 질환들 (심신질환)

몸과 마음은 하나이다. 몸에 생긴 변화는 마음의 변화를 일으킨다. 또 마음의 변화도 몸에 변화를 일으킨다. 신체와 정신의 시스템은 별도의 시스템이 있지만, 호르몬이나 신경전달물질과 같은 요소에 의해 통합적으로 운영되고 있기 때문이다.

그러므로 스트레스는 모든 질환의 상태에 영향을 줄 수 있다. 특히 몇몇 질환은 스트레스와 그 질병의 발병과 악화에 많은 영향을 주는 것으로 밝혀져 있다. 정신과에서는 이런 질병들을 심신질환(psychosomatic diseases)이라고 하며, 정신과적인 치료와 병행했을 때 좋은 결과를 볼 수 있다.

여기에서는 심신질환을 살펴봄으로써, 우리가 스트레스를 만성적으로 받았을 때 나타날 수 있는 질환과 증상을 살펴보고자 한다.

각 질병들을 신체의 체계별로 살펴보면 다음과 같다.

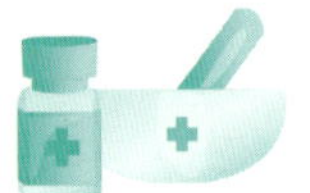

위장관계

위장관계에 나타나는 다양한 기능장애가 스트레스와 연관되어 있다. 식도, 위, 소장과 대장, 항문에서 나타나는 다양한 증상들이 있다. 스트레스와 연관되어 흔히 나타나는 기능성 위장관장애는 다음과 같다.

- 식도에는 이물감, 연하곤란, 흉통, 신트림 등의 증상
- 위장에는 소화불량, 공기연하증 등의 증상
- 대장에는 과민성대장 증상, 헛배부름, 변비, 설사 등의 증상, 복통 발생
- 항문에는 급변, 항문통, 배변곤란, 잔변감 등의 증상

급성 스트레스가 이들 증상을 만드는 원인은 스트레스로 인해 분비된 카테콜아민의 영향이기도 하고, 교감신경과 부교감신경의 영향에 의해서이기도 하다. 예를 들어, 식도의 경우 급성 스트레스는 식도괄약근을 긴장시켜 이물감 또는 식도경직 증후군을 나타낸다. 위에서는 유문의 운동을 저하시켜 구역과 구토를 유발하기도 한다.

이 밖에도 위와 십이지장에 발생하는 '소화성 궤양,' 대장에 염증을 일으키는 '궤양성 장염,' 주로 소장에 염증을 일으키는 '크론씨 병' 등이 스트레스와 연관되어 나타나거나 악화되는 위장관계 스트레스성 질환이다.

호흡기계

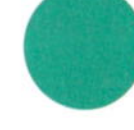

스트레스는 빈 호흡, 한숨, 기침과 같은 증상을 만들며, '천식'의 경우 치료를 어렵게 하는 요인이 된다. 수 분 동안 가쁜 숨을 몰아쉬는 '과호흡증후군'도 스트레스와 연관이 되며, 만성 기침과 가래, 폐기종, 기관지 염증이 특징인 '만성폐색성 폐질환'과도 연관이 된다.

피부질환

염증을 동반하는 가려움과 발적 그리고 발진을 증상으로 하는 만성 피부질환인 '아토피 피부염', 기저에 균일한 홍반이 있고 그 위에 은백색 딱지가 특징인 '건선', 원인을 알 수 없는 가려움증이 주 증상인 '심인성 소양증', 다른 사람에 비해 심하게 땀을 흘리는 '다한증', 그리고 흔한 '두드러기'가 스트레스성 질환의 예에 속한다.

근골격계

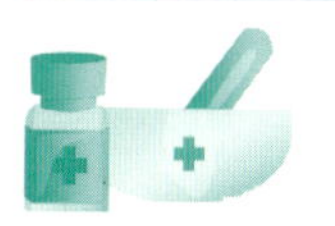

대부분의 근골격계 심신질환은 통증과 염증이 주 증상이다. 관절 염증으로 인한 만성적인 근골격 통증이 특징인 류머티즘성 관절염, 피부, 관절, 신장, 혈관, 중추신경계의 반복적인 심한 염증을 특징으로 하는 '전신 홍반성 낭창,' 매우 흔한 질환에 속하는 만성 요통, 근육, 인대, 힘줄 등의 통증과 경화가 특징인 근섬유통 등도

스트레스와 연관되어 나타날 수 있는 질환들이다.

두 통 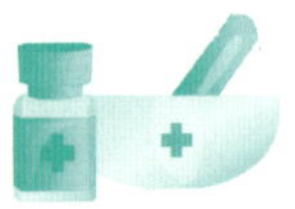 가장 흔한 신경학적 증상이자 가장 흔히 병원을 찾는 증상 중의 하나인 두통도 스트레스와 연관이 많다.

구역과 구토 또는 광과민성을 동반하는 반복적인 편측 두통이 특징인 '편두통'과 둔하고 마치 머리를 끈으로 조이는 듯한 통증이 특징인 '긴장성 두통' 모두 스트레스와 관련이 있다.

이 외에도 심혈관계, 내분비계의 이상도 스트레스와 연관된 경우가 많지만, 이 장의 다른 곳에서 다루어질 것이다.

스트레스와 호르몬 변화

홍진표
울산대학교 서울아산병원
정신과

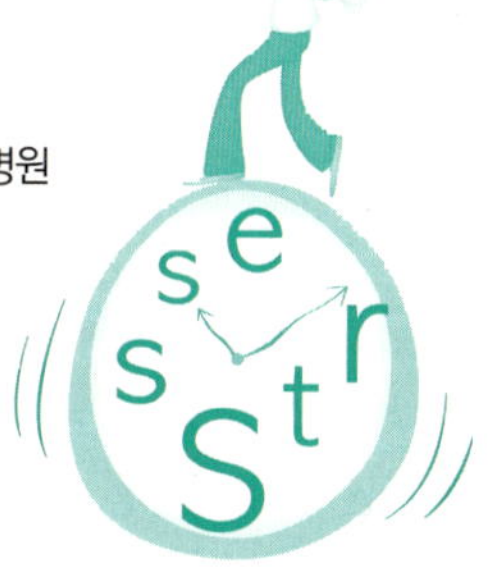

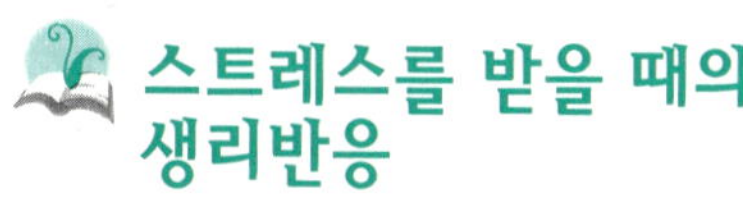 스트레스를 받을 때의 생리반응

스트레스로 인해 건강이 상할 수 있다는 것은 잘 알려져 있다. 9.11 사태 때 미국 뉴욕에서 국제무역센터가 민항기로 공격을 당하고 무너진 뒤 뉴욕 근처에서만 심장 발작으로 병원에 온 사람이 두 배 증가하였고, 2000년대 반복적인 국지성 호우로 인하여 임진강이 수차례 범람한 뒤 폭우만 오면 연천군의 약국에는 불안과 불면증상을 호소하는 사람들이 줄을 선다고 한다. 이렇게 인간이 스트레스를 받을 때 몸에서는 어떤 생리적 변화가 생기고 그런 변화로 인해 몸에는 어떤 문제가 생기는가?

30대 직장인 철수 씨는 월요일 출근길에 자동차도로 톨게이트 근처에 가서 차가 20대 이상 줄지어 대기해 있는 것을 보자마자 마음과 신체에서 반응이 오는 것을 느낄 수 있었다. '아니 월요일이면 왜 이렇게 막히는 거야?', '망할 톨게이트 때문에 지각하겠군!' 부장님의 얼굴이 떠오르고 무척 화가 나고 분노가 치미는 것을 참을 수 없었다. 동시에 심장이 두근거리고, 주먹이 부르르 떨리고, 숨을 몰아쉬게 되었다.

이렇게 스트레스를 받을 때 신체에서 생겨나는 생리적 반응을 처음 기술한 사람은 월터 캐논(1981~1945년)이다. 그는 원시인이 사냥을 나갔다가 야생동물을 만났을 때 원시인의 신체에서 에피네프린 호르몬이 뿜어져 나오면서, 인체는 스트레스 상황에서 싸울 것인지 도망갈 것인지를 선택하는 반응이 일어난다고 하며, 스트레스 반응은 호르몬 변화가 중요한 매개 요소임을 보고하였다.

현대 의학에서 스트레스를 받은 경우 아드레날린 반응뿐 아니라 복잡한 호르몬 체계가 반응함이 밝혀졌다. 자연재해나 폭력 등 심각한 위험으로 인해 급작스런 스트레스가 생긴 경우 인체는 빠르게 반응하는 강력한 호르몬이 분비되게 되고 이런 호르몬은 위기를 대처하는데 도움을 주기도 하지만 심혈관계를 손상시킬 수 있다. 지속적인 고통을 주는 만성적인 스트레스에 노출된 경우에도 스테로이드 같은 스트레스 호르몬이 지속적으로 분비되고 이는 뇌기능, 면역기능, 뼈에 부정적인 영향을 주게 된다.

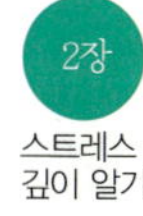

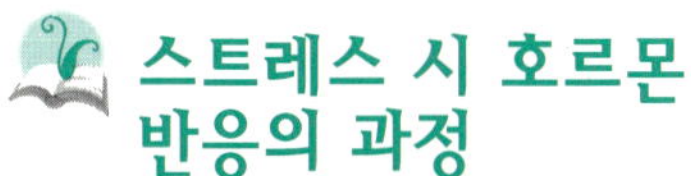 스트레스 시 호르몬 반응의 과정

첫째, 스트레스 반응은 뇌에서 시작된다. 지하철 막차를 타고 내려서 골목길을 따라서 집으로 걷고 있을 때 뒤에서 뚜벅뚜벅 발걸음 소리가 들리고 그 발걸음이 점점 빨라지면서 자신에게 다가오고 있을 때 뇌에서는 반응을 하게 된다. 뇌에서 위험을 감지하는 경우 빠른 반응을 위하여 대뇌피질이 아니라 뇌의 하부구조인 시상하부(hypothalamus), 편도(amygdala), 뇌하수체(pituitary gland)에서 일차적인 작동이 시작된다. 이 부위에서는 감지된 자극이 개체에 위협이 되는지, 무시해도 되는지 서로 정보를 주고받게 되고 만약 위험한 자극이라고 판단되는 경우 자율신경계 중에서 교감신경계가 작동하고, 뇌하수체에서는 호르몬이 분비되어 온몸이 위기에서 싸울 것인지 도망갈 것인지 대처하도록 준비를 시키게 된다.

둘째, 뇌의 지시에 따라 내분비기관에서는 스트레스 호르몬이 분비되어 심장, 폐, 근육 등에 반응이 나타나도록 한다. 뇌의 지시에 따라 신장 위에 위치한 부신에서는 에피네프린이 분비되면서 심장이 빨리 뛰고, 폐에서는 숨을 몰아 쉬어서 산소 공급이 원활하여 위기에 대처하게 한다. 동공이 확대되어 물체를 잘 식별할 수 있도록 하고, 근육으로 피가 몰려서 만약의 경우 싸우거나 도망칠 때 최대의 속도를 발휘할 수 있도록 한다. 또한 부신에서 코티졸 등의 스테로이드가 분비되고 이 스테로이드는 몸속에 저장된 열량을 포도당으로 전환하여 즉시 에너지원으로 사용할 수 있도록 지원한다. 신경세포에서는 노르에피네프린을 분비하여 근육이 긴장하도록 하고 각 감각기관들이 최대한 작동되도록 예민하게 한다. 투쟁하는데 당장 필요하지 않는 기관인 소화기관의 운동은 저하되고 피부는 혈액 공급이 줄어서 얼굴이 하얗게 변하게 된다. 자신을 따라오던 발걸음이 내게로 향하는 순간 스트레스 반응은 극도에 도달하게 되고 만약 강도라면 싸울 것인지 도망칠 것인지 순간적으로 결정하여야 한다. 만약 어떤 것도 선택하지 못한 채 스트레스가 고조되면 정신을 잃고 쓰러질 수도 있다.

셋째, 이런 스트레스에 대한 일련의 반응은 스트레스가 해소되면서 정상적인 상태로 회복이 된다. 뒤를 따라오던 발걸음이 나를 지나쳐서 가면, 안도의 한숨을 쉬게 되고, 에피네프린과 노르에피네프린 분비는 급격히 줄어들면서 각종 신체 반응과 마음은 원래 상태로 회복되게 되는 것이다.

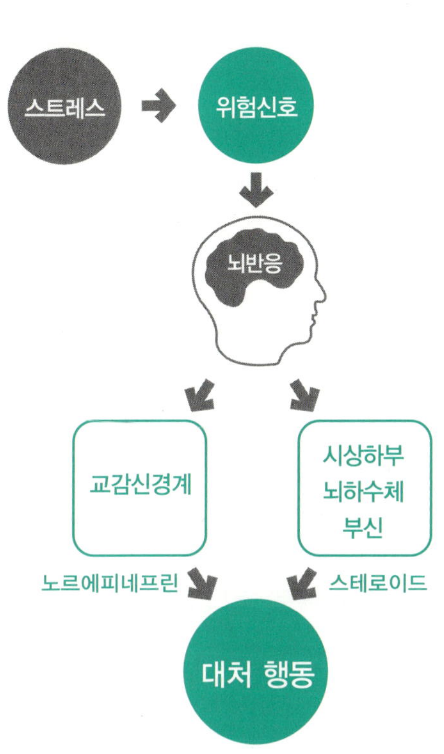

스트레스에 대한 호르몬 반응

스트레스 호르몬의 효과와 부작용

노르에피네프린과 에피네프린

스트레스를 받을 경우 교감신경의 신경세포에서는 노르에피네
프린이, 부신수질에서는 에피네프린이 분비되어 싸우거나 도망칠

태세를 갖추게 된다.

첫째, 심장에서는 박동수를 증가시키고, 심박출량을 증가시키게 된다. 혈액공급을 원활히 하여 위기에 대처하는 순기능을 갖고 있지만 과도한 경우는 혈압이 지나치게 올라가게 되어 때로는 응급상황이 될 수도 있다. 혈압이 과도하게 상승하는 경우 혈압이나 맥박수를 측정하면서 긴장이완훈련을 실시하면 효과적이다. 부교감신경을 통하여 자율신경계 균형을 잡게 하는 긴장이완훈련에 대해서는 별도의 장에 자세히 설명되어 있다.

둘째, 폐에서는 기관지가 확장되고, 호흡이 깊어지며 호흡수가 증가하게 된다. 이는 위험에 대처하도록 산소를 충분히 공급해주는 것이 주된 목적이다. 때로 스트레스가 심하여 과호흡을 하게 되면 산소공급이 과다하여 손발이 저리고, 근육이 마비되는 느낌이 들고, 어지럽고 쓰러질 것 같은 과호흡증상이 생길 수 있다. 이런 증후가 나타나는 경우 재호흡법을 이용하도록 권장한다. 간단한 방법으로는 손으로 입을 막고 숨은 코로만 쉬면서 호흡을 천천히 하는 것만으로도 도움을 받을 수 있다. 이런 호흡법을 실시할 경우 3분 이내에 생리적 균형이 맞게 되므로 빠른 호전 효과를 기대할 수 있다.

셋째, 위장관운동이 저하되고 피부로 혈액공급이 줄어들게 된다. 반복적으로 스트레스에 노출되는 경우 소화불량, 속이 더부룩한 증상, 변비나 설사 등의 증상이 생길 수 있다. 이런 위장 증상

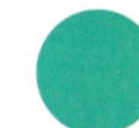
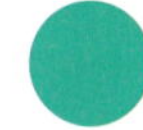

이 스트레스를 받은 것과 연관이 있다고 판단되는 경우, 긴장이완을 유도하는 운동을 하는 것이 도움이 될 수 있다. 원시인들은 스트레스로 인한 호르몬 분비 시 싸우거나 도망치는 반응을 통하여 호르몬 분비효과를 해소시킬 수 있으나 현대에서는 스트레스를 그냥 참아야 하는 경우가 많다. 따라서 호르몬 분비가 많다고 판단되는 경우 운동을 해주는 것이 정상 생리반응이며, 호르몬으로 인한 부작용을 없앨 수 있다.

스테로이드 호르몬

스트레스를 받을 경우 부신피질에서 분비되는 코티졸 같은 스테로이드 호르몬이 분비된다. 스테로이드 호르몬에는 코티졸 외에도 성장 호르몬, 성선자극 호르몬 분비에 변화가 생긴다.

캐나다 육상선수 벤존슨은 서울올림픽 때 육상 100미터 세계기록을 세웠다가 스테로이드 남용이 발각되어 메달이 박탈된 사건이 있었다.

이처럼 스테로이드는 근육을 강화시키고, 몸속에 저장된 글리코젠을 아미노산이나 포도당으로 변환시켜서 자동차 엔진으로 비유하면 마력이 증가된 상태로 만들어준다. 또 스테로이드 호르몬은 면역 반응을 감소시키는 효과가 있어서 알레르기 반응 같은 과잉반응을 줄이는데 치료적으로 사용되기도 한다. 단 스테로이드 호르몬은 혈당을 높이는 효과가 있으므로 당뇨 환자에서는 혈당 조절이 되지 않는다는 점을 주의해야 한다.

만성적인 스트레스 호르몬 분비의 부작용

운동을 많이 하면 근육이 강해지는 것처럼 정신활동을 많이 하면 뇌기능이 좋아진다고 한다. 노인 중에서 높은 교육수준을 갖고 있거나 정신활동을 많이 하는 사람에서 치매가 예방된다는 가설이 나온 이유이기도 하다. 적당한 스트레스는 뇌기능을 향상시키는 효과가 있지만 만성적이고 심한 스트레스는 스트레스 호르몬의 과다 분비로 인하여 건강에 악영향을 줄 수 있다.

예를 들어 전쟁터에서 오랫동안 싸우면서 동료가 죽는 것을 목격하고, 죽음의 고비를 수차례 넘기는 경우 만성적인 스트레스 호르몬의 분비로 문제가 생길 수 있다. 어린 시절부터 가정폭력에 시달린 경우, 부부관계의 왜곡으로 인해 장기간 상호 학대가 있었던 경우, 직장 내에서 나쁜 조건에서 일하는 경우 등에서도 비슷한 문제가 발생할 수 있다.

스트레스 호르몬이 장기간 분비되는 경우 첫째, 심장, 뇌혈관의 동맥경화가 악화된다. 점차 혈관벽이 좁아지므로 심근경색이나 중풍의 위험이 높아진다. 제갈공명에게 패한 주유가 화병으로 죽은 기전도 바로 이런 스트레스 호르몬으로 인한 심장질환이나 중풍이 의심되고 있다.

둘째, 코티졸과 같은 스테로이드가 만성적으로 분비될 경우 스테로이드로 인해 뼈 속의 영양소가 즉각 사용가능한 포도당이나 아미노산으로 바뀌어서 골다공증이 진행된다. 셋째, 만성적 스테로이드 분비는 뇌세포의 죽음을 촉진한다. 특히 해마(hippocampus)의 뇌세포가 빨리 죽게 되므로 기억력이 저하되고 우울증이 심해진다. 넷째, 스테로이드 호르몬으로 면역기능이 억제되므로 각종 감염증이나 암에 걸릴 수 있게 된다.

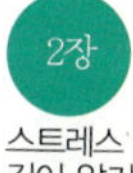
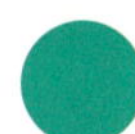
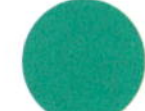

스트레스와 면역기능

이소영
순천향대학교
부천병원 정신과

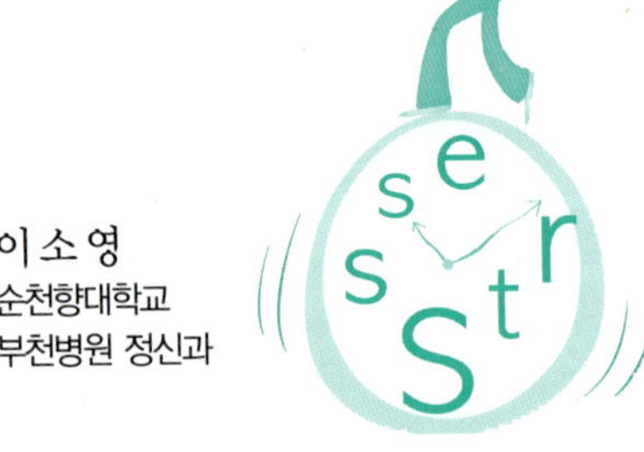

　현대인의 당뇨, 우울증, 암 등 온갖 신체적·정신적 질병의 원인으로 스트레스가 거론되지 않는 경우가 별로 없을 정도로 사람이 스트레스를 받으면 병이 난다는 것쯤은 다 알고 있는 사실이다. 하지만 치열한 경쟁사회를 살아가고 있는 우리들이 과연 스트레스를 피해갈 수가 있을까? 얼마 전 외래에서 난감했던 적이 있다. 작은 회사를 운영하는 사장님인데, 주치의로써 막 처방을 말하려는 시점에 다음과 같이 말씀하셨다. "나보고 스트레스를 줄이라고 말씀하지 마세요. 그건 방법이 안 됩니다. 현재 이 상태에서 해결책을 알려주세요."

　이처럼 우리의 삶은 스트레스와 불가분의 관계이다. 그렇다면 스트레스를 어떻게 안고 살아갈 것인가? 어떻게 하면 스트레스로부터 우리를 좀 더 보호할 수 있을까? 지피지기면 백전백승이라 했으니 우선 스트레스가 우리 몸에 어떤 영향을 미치는지부터 알아보자. 그 중에도 이 장에서는 스트레스가 우리 몸의 면역 기능에 어떠한 영향을 미치는지를 알아보자.

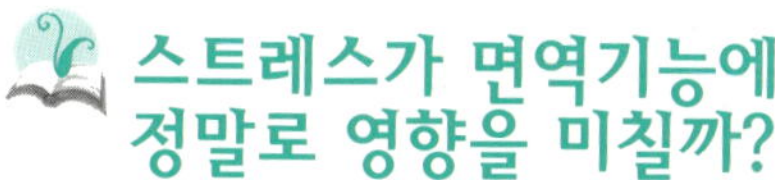

스트레스가 면역기능에 정말로 영향을 미칠까?

스트레스와 면역과의 관계를 알아보기 전에 우선 면역체계가 무엇인지부터 알아보자. 외부에서 들어온 병균에 저항하는 힘을 면역력이라고 한다. 다시 말해서 우리 몸에는 외부에서 침습하는 병을 일으키는 원인에 대해 싸울 수 있는 일종의 군대를 갖고 있는데, 이렇게 병균에 대항해 싸울 준비가 된 우리 몸속의 군 병력과 같은 체계적인 시스템을 면역체계라고 한다. 따라서 면역력이 떨어지면 병이 쉽게 몸에 침투를 하게 되고, 면역력이 증가하면 웬만한 유행성 병은 걸리지 않고 넘어가는 것이다.

스트레스가 발생했을 때 뇌에서 어떤 변화가 나타나는지는 그동안의 수많은 연구를 통해 밝혀져 왔다. 간단히 요약하면, 뇌에서 스트레스를 감지하면 시상하부라는 곳에서 뇌하수체로 신호를 보낸다. 그러면 뇌하수체에서는 다시 부신으로 신호를 전달하게 된다. 결과적으로 부신에서는 코르티졸이라는 호르몬을 분비한다.

이때 코르티졸과 같은 호르몬은 싸이토카인이라는 몸속 군인들을 억압하거나 손상시킨다. 대표적인 싸이토카인에는 T세포, B세포, 자연살해세포 등이 있다. 이들 싸이토카인들이 활동을 못하게 되면 전염성 질환에 대해 저항력이 떨어지게 되고 결과적으로 감기나 독감과 같은 질병에 쉽게 걸리게 되는 것이다.

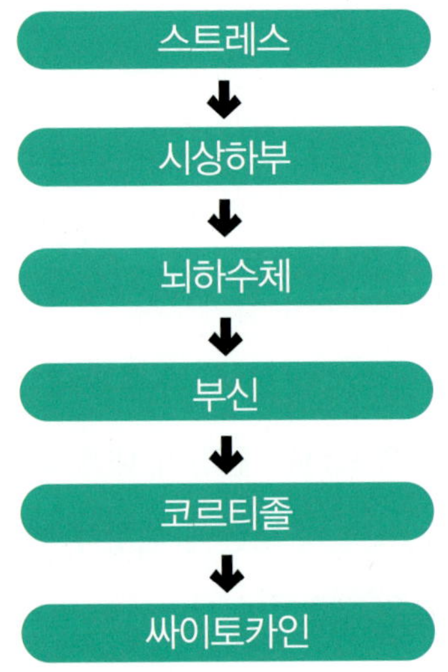

스트레스가 면역력을 떨어뜨리는 예는 주변에서 쉽게 찾아볼 수 있다. 시험 때만 되면 감기에 걸리는 학생의 경우가 이에 해당된다. 평소 건강하던 아이도 시험 준비를 하면서 스트레스를 많이 받게 되면 유행하는 감기에 좀 더 쉽게 걸리는 것이다. 실제로 연구에서 시험 스트레스로 인하여 자연살해세포의 활동이 감소하는 것이 밝혀졌다. 여기서 자연살해세포는 바이러스에 감염된 세포나 종양 세포를 자연스럽게 죽여서 면역 기능을 키우는 대형 림프구를 말한다.

또 다른 예로 피곤하고 스트레스를 많이 받았을 때 입 주변에 물집이 잡히는 헤르페스 바이러스 감염증의 경우이다. 대상포진도 대표적인 예인데, 열이 나거나 전신이 피로한 증상이 있을 수도 있지만 때로는 신경을 따라 물집이 띠를 형성하면서 생기는 매우 고통스러운 형태로 나타나기도 한다. 이 병의 원인은 헤르페스 조스터라는 균인데, 간혹 병이 다 나은 후에도 균이 몸속에 남아 있다가 면역력이 떨어지면 다시 병을 일으키는 경우가 있다. 같은 균이 몸속에 있다가 면역력이 좋을 때는 별 문제를 일으키지 않다가 면역력이 떨어질 때는 다시 질병을 일으키는 것이다.

스트레스의 종류에 따라 미치는 영향이 다르다?

앞에서 설명한 것처럼 우리는 스트레스가 우리 몸의 면역력을 떨어뜨린다는 것에 대해서는 대체로 쉽게 받아들이고 있다. 하지만, 스트레스가 항상 면역력을 떨어뜨리는 역할만 하는 것은 아니다. 그 예로 단기적인 스트레스의 경우 오히려 면역체계를 더 활발하게 만든다는 연구 결과들도 있다.

오랜 옛날에 우리 인간이 겪을 수 있는 스트레스 중에 물리거나 찔리거나 하는 신체손상이 가장 흔한 스트레스였던 시기가 있었다. 이러한 신체적 손상으로부터 살아남기 위해서는 신체적 손상과 같은 스트레스가 발생했을 때 이차적 감염이 되지 않도록 우리 몸속의 면역체계를 곧바로 작동시켰어야 했다. 다시 말해 우리 몸은 신체적 손상과 같은 외부 스트레스에 대해서는 면역체계가 증가하는 쪽으로 반응한다는 것이다.

예를 들어, 수해나 지진과 같은 일시적인 자연재해를 겪거나 사랑하는 배우자를 잃어버리는 충격적이지만 단기적인 스트레스가 발생했을 때 우리는 상황을 정면으로 마주해 싸울 것인지 아니면 피할 것인지를 선택해야 한다. 만약, 우리가 '이렇게 힘든 상황이 언젠가는 끝날 거야' 라고 생각을 한다면, 즉, 상황에 맞서고 싸우기로 마음을 먹는다면 우리 몸의 면역체계도 외부의 감염으로부터 스스로를 보호하기 위해 보다 더 적극적으로 활동을 하게 되는 것이다.

반면 만성적이고 장기적으로 나타나는 스트레스는 면역체계가 활동하는 것을 못하게 만든다. 스트레스가 오래될수록 면역체계는 싸움보다는 도피를 선택하게 된다. 예를 들어, 직장에서 해도 해도 끝이 없을 것 같은 업무를 하고 있는 직장인을 떠올려 보자. 아니면 오랫동안 투병생활을 하고 있는 환자를 간호하는 보호자의 경우, 스트레스 상황의 끝이 보이지 않을 것이다. 이러한 사람들의 경우 면역체계가 활발하게 움직이지 못하여 몸은 질병에 취약한 상태가 되고, 결국 병이 생기게 된다. 이렇게 해서 발병하는 병에는 각종 감염성 질환은 물론, 당뇨, 고혈압, 관절염, 여러 종류의 종양 등이 포함된다.

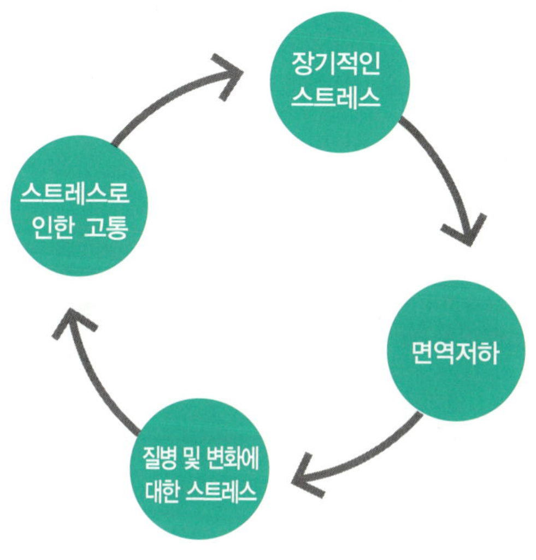

만성적인 스트레스로 인한 면역력 저하의 악순환

더 큰 문제는 스트레스가 장기적으로 작용했을 때 면역력이 떨어져서 몸에 병이 생기는 것으로 끝나지 않는다는 것이다. 사람은 장기적으로 스트레스를 받으면, 우선 면역력이 저하되고 이 때문에 병이 생긴다. 그래서 병을 앓다 보면 점차 자신의 정체성이나 사회적 역할에 변화가 오게 되고, 심지어 현실을 관리하고 통제할 수 있는 능력에도 변화가 생긴다. 즉, 개인은 자신의 질병이나 이와 관련된 변화로 인해 다시 스트레스를 받게 된다. 그렇게 되면 또 다른 스트레스에 대해서도 취약하게 되는 식으로 점점 약해지는 악순환의 고리를 밟게 되는 것이다.

즉, 스트레스가 어느 정도 지속되는가에 따라 면역력에 서로 다른 영향을 미친다. 다음 그림은 스트레스가 지속되는 기간에 따라 면역체계의 변화를 간단히 도식화하였다.

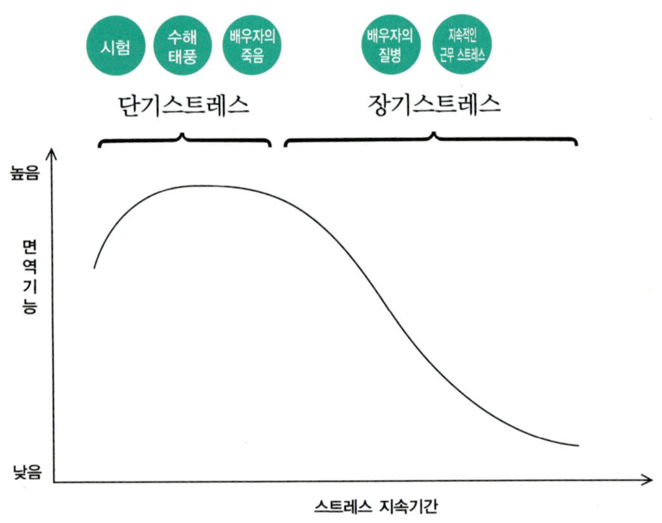

스트레스 지속기간에 따른 면역 기능의 변화

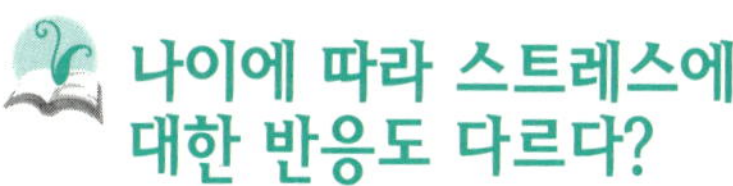 ## 나이에 따라 스트레스에 대한 반응도 다르다?

스트레스가 면역 기능에 미치는 영향이 모든 연령대에서 동일하게 나타나는 것은 아니다. 사람이 태어나서 커갈수록 스트레스에 대한 면역 기능은 일반적으로 증가하게 된다. 아이가 성장하면서 주요 면역 기능들이 조정이 되고 형성이 되는 것이다.

어린이집이나 유치원에 다니는 아이들의 경우를 생각해보자. 유치원에 다니는 아이 한 명이 호흡기 질병에 걸리면 나머지 아이들도 금방 전염이 된다. 실제로 일 년 내내 감기를 달고 다니는 아이들이 있다. 하지만 이랬던 아이들도 초등학생이 되면 감기에 걸리는 횟수는 일 년에 몇 번 정도로 줄어든다. 그만큼 면역력이 생긴 것이다. 다른 예로, 정글에서 오랫동안 고립되어 살아온 인종이 문맹사회에 갑자기 노출되면 질병에 대한 면역력이 없어서 금방 병들어 죽는 경우도 있다.

반면, 나이가 많이 든 경우는 오히려 면역력이 점차 감퇴하는 것으로 알려져 있다. 노인에서 각종 싸이토카인의 활성도가 떨어진다거나 각종 면역 관련 장기들의 기능이 떨어지는 것은 잘 알려져 있는 사실이다. 노인에서 왜 면역력이 저하되는지 아직까지 그 원인이 잘 밝혀지지 않았지만, 의학계에서는 스트레스 호르몬의 변화 때문이거나 혹은 심리적인 스트레스 때문으로 추정하고 있다.

질병이 있는 사람의 경우 스트레스와 관련된 변화에 더 취약하다는 것도 잘 알려져 있다. 예를 들어, 관상동맥질환과 같은 심장혈관 질환의 경우, 같은 질병을 앓았더라도 스트레스나 우울증이 뒤따르냐에 따라 질병의 예후가 달라졌다는 보고가 있었다. 최근 연구에서 심근경색증을 앓은 환자들 중에 우울증이 동반되면 우울증이 없는 경우보다 6개월 내에 사망할 위험이 5배나 크다고 하였다.

스트레스와 면역력이 대인관계에까지 영향을 미친다?

스트레스와 면역력 그리고 대인관계의 관련성에 대해 여러 연구자들이 관심을 가져왔다. 몇몇 연구를 소개하자면, 자신이 오랫동안 외로웠다고 말한 사람이 그렇지 않다고 말한 사람보다 대표적인 싸이토카인인 자연살해세포의 활동성이 더 낮은 것으로 나타났다. 또한 자신은 어려울 때 도움을 줄 사람이 많다고 말한 사람은 그렇지 않다고 말한 사람에 비해 B형 간염 백신에 더 강한 면역 반응을 보이기도 했다. 치매로 인해 고통 받고 있는 환자의 배우자들 중에 자신은 어려울 때 도움을 줄 사람이 적다고 말한 집단에서 면역 기능이 가장 좋지 않았던 연구 결과도 주목할 만하다. 이처럼 좋은 친구나 도와줄 사람이 없거나, 있다 하더라도 원만한 관계를 맺지 못하는 스트레스는 우리 몸 안에서 면역 기능을 악화시키는 결과를 초래한다.

정서적 지지를 받을 수 있는 대인관계 중에서도 부부관계가 특히 중요하다. 부부관계가 위태롭거나 와해되면 스트레스와 관련하여 우리 몸속의 면역 기능이 떨어지는데, 그 (떨어지는) 정도가 친구관계나 다른 사회적인 관계로 인한 저하보다 훨씬 더 크다고 한다. 따라서 부부간에 따뜻한 지지와 격려 혹은 배려는 좋은 부부관계를 만들 뿐만 아니라 나아가 서로의 신체 건강에까지 좋은 영향을 미친다는 점을 염두에 두자.

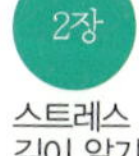
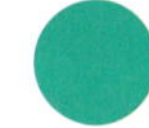
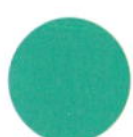

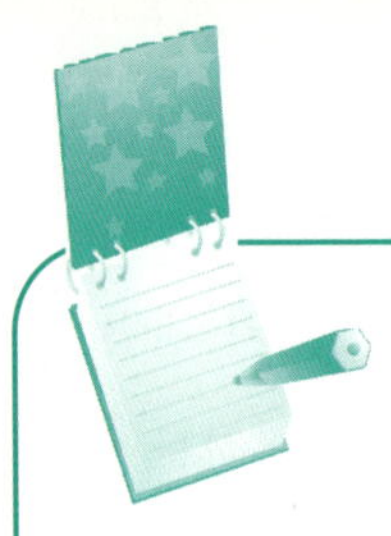

알아두기

☑ 스트레스가 우리 몸의 면역체계에 영향을 미치는 것은 명백
하다.

☑ 단기적인 스트레스는 오히려 면역 기능에 좋은 영향을 미
친다. 스트레스 상황에 처하게 되면 면역 체계가 감염으로
부터 스스로를 보호하기 위해 준비를 하기 때문이다.

☑ 반면, 장기적인 스트레스는 면역 기능을 약화시킨다. 따라
서 스트레스가 생겼을 때 적절한 방법으로 잘 극복하여 만
성화가 되지 않도록 하는 것이 중요하다.

☑ 특히 나이가 많거나 혹은 몸에 질병이 있는 경우 스트레스
관련 변화에 취약하기 때문에 스트레스 관리를 더욱 철저
히 해야 할 것이다.

☑ 스트레스와 면역기능은 대인관계에도 영향을 미친다. 어려
울 때 도움을 줄 수 있는 사람이 많을수록 스트레스가 생
겨도 면역 기능이 덜 떨어진다.

☑ 이처럼 스트레스는 때로는 독으로 작용하지만 스트레스와
면역 기능에 대한 올바른 이해와 시각을 갖고 생활한다면
좀 더 기능적이고 성장하는 나의 모습을 기대할 수 있을
것이다.

스트레스와 심장병, 중풍

강은호
삼성서울병원
정신과

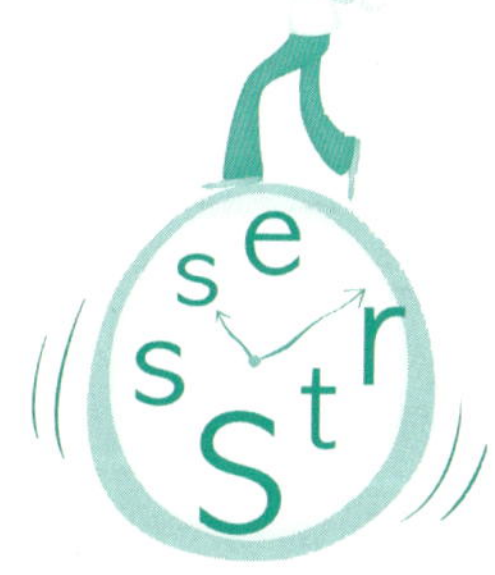

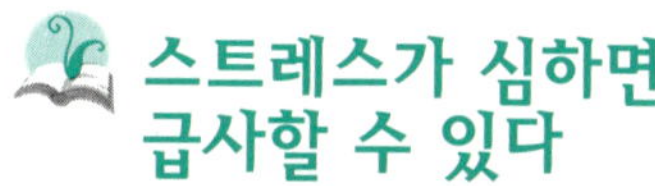 스트레스가 심하면 급사할 수 있다

'고요한 아침의 나라', '석유 한 방울 나지 않는 나라.'

우리나라에 대한 표현 중에 많이 들어본 얘기일 것이다. 그런데, 최근 '다이나믹 코리아'라는 말이 한동안 회자되었다. 정체되었던 나라, 자원이 부족한 척박한 나라가 대단히 짧은 시기에 OECD 가입국이 되면서부터였다. 그 뒤 월드컵 4강 신화를 만들었고, 우리와는 전혀 관계없는 것이라고 생각했던 수영에서 올림픽 금메달까지 획득하였다. 더군다나 서구인들의 전유물이었던 피겨 스케이트, 골프 분야에서 우리나라 선수들이 세계 최고의 성적을 내면서 확고하게 우리의 저력을 입증하고 있다.

그런데, 안 좋은 쪽으로 세계 최고인 것이 있다. 바로 우리나라 중년 남성의 급사율이다. '멀쩡(?)' 하던 사람이 어느날 갑자기 쓰러져 사망하는 경우가 증가하고 있다. 그중 대부분이 심혈관질환 때문이다. 즉, 협심증이나 심근경색과 같은 관상동맥질환, 동맥경화로 인한 뇌혈관질환들이 급사의 원인인 것이다.

그렇다면 이러한 심혈관, 뇌혈관질환의 발생 원인은 무엇일까? 오늘날 눈부실 정도의 발전을 거듭하고 있는 현대의학에서조차 '아직은 100% 정확한 원인 규명을 하지 못하고 있는 실정'이다. 다만 과도한 스트레스가 이 질환들이 생기는데 상당한 역할을 한다는 사실은 확실하다. 그 원인과 과정에 대해 알아보자.

심장은 온몸에 피를 돌리는 '펌프'다.

사람이 70년, 80년 사는 동안 심장은 한 번도 쉬는 적이 없다. 만약 심장이 잠깐이라도 멈추게 된다면 바로 '심장마비'인 것이다.

심장이 얼마나 잘 뛰는 마라토너인지, 간단한 산수를 통해 알아보자. 1분에 평균 70번씩 뛴다면 70년을 사는 경우 70번×60분×24시간×365일×70년 = 약 2억 6천만 번, 80세까지 사는 경우 약 3억 번 정도를 뛴다. 대단하지 않은가. 잘난 사람이나 못난 사람이나, 튼튼한 사람이나 허약한 사람에게서나, 어른 주먹만한 크기의 우리 심장은 그렇게 지칠 줄 모르는 성실한 일꾼이다.

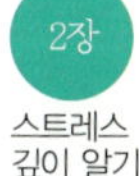
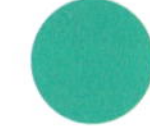
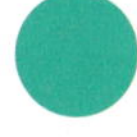
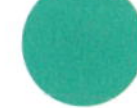

그런데, 스트레스를 받으면

많이 경험하겠지만 먼저 맥박이 빨라지게 된다. 평상시보다 심장이 빨리 뛰는 것이다. 스트레스 상황이 닥치면 빨리 머리를 쓰거나 몸을 써서 그 상태를 벗어나야 된다. 이미 그렇게 의식하기도 전에 우리 몸은 준비를 시작한 상태로 뇌에 피를 많이 뿜어 올리고, 온몸의 근육 구석구석에 피를 보낸다. 무슨 일이 조금만 벌어져도 바로 조치를 취해야 하기 때문에 신경 반응도 훨씬 예민해진다. 스트레스를 많이 받으면 신경이 날카로워지면서 장과 피부 쪽에는 피를 덜 보내면서 장기능이 떨어지고, 손발이 차가워지는 이유가 이 때문인 것이다.

뇌, 근육 구석구석에 피를 많이 보내려면 압력이 높아져야 한다. 혈압이 높아지는 것이다. 혈관에 압박이 많이 가해지고, 혈관 벽에 미세한 상처가 생긴다. 그러면 혈관은 각종 염증 물질을 쏟아내고, 이로 인해 혈관 벽에 '피떡(blood clot)'이 생기면서 혈관이 점점 좁아진다. 일정 정도를 넘어서면 그 혈관이 닿아 있는 부위에서 산소량이 떨어지면서 심장에 통증이 오는 협심증이 발병한다. 더 진행되면 그 부위의 심장 근육이 산소를 공급해주는 부위가 죽어 나가기 시작하는 심근경색으로 발전한다. 심근경색은 발생 수 시간 안에 바로 치료를 하지 않으면 사망으로 이어지는 치명적인 질환이다. 또 치료를 해도 후유증이 남는 경우가 많다.

심장은 평상시에는 성실한 일꾼이지만, 한 번 후유증이 남으면 온전히 다 회복되기가 어렵다. 뇌로 가는 혈관 쪽에 마찬가지 과정이 일어나는 결과로 생기는 것이 보통 '중풍'이라고 하는 뇌경색이다. 그리고 좁아지고 약해진 혈관이 터져서 머릿속에서 피가 줄줄 나는 뇌출혈은 그 자리에서 즉사하는 경우도 흔하다.

그렇다면 이처럼 과도한 스트레스 상태와 심혈관질환, 뇌혈관질환을 연결하는 기전은 무엇일까? 특히, 눈에 보이지 않고 만질 수도 없는 정신적 스트레스가 어떻게 신체의 직접적인 변화를 일으킬 수 있는 것인가? 이는 정말 인체의 신비, 생명체의 신비라고밖에는 말할 수 없는 부분이다.

스트레스와 자율신경계, 그 인체의 신비에 대하여

우리의 성실한 일꾼 심장은 성실 그 자체이지만, 한편 대단히 고집불통인 성격을 가지고 있다. 평소 주인의 말을 잘 안 듣는다는 것이다. "열려라 참깨!"처럼 "멈춰라 심장!"이라고 외친다고 해서 심장이 멈추지는 않는다. 불안해서 심장이 두근거릴 때 그러지 말라고, 제발 천천히 뛰라고 해서 천천히 뛰지 않는다. 그건 바로 심장이 '자율신경계(autonomic nervous system)'의 영향을 받고 있기 때문이다.

자율신경계는 우리 몸 거의 모든 부위에 연결되어 있고, 척수를 통해 뇌와도 연결된다. 자율신경계는 크게 교감신경계와 부교감

신경계로 구분할 수 있다. 일반적으로 스트레스 상황, 즉 시험 직전, 발표, 원고 마감 직전 등, '전투력'이 필요한 상황에서 동원되는 신경계가 교감신경계다. 부교감신경계는 반대의 상황, 즉 휴식기, 식사 후 등 '등 따습고 배부르고 졸린' 상황에서 주로 활성화가 된다.

긴장, 불안, 걱정, 우울감 등 눈에 보이지 않고 손에 잡히지도 않는 주관적인 감정들과 신체의 직접적인 반응을 연결하는 것이 바로 자율신경계다. 자율신경, 특히 교감신경이 너무 과하게, 오랫동안 항진되면 심혈관이나 뇌혈관질환이 유발될 수 있다. 그런데 스트레스 상황, 교감신경 활성이 꼭 나쁘기만 한 것일까? 교감신경 활성이 적고 부교감신경 활성만 올라간다면 어떻게 될까? 아마도 그렇다면 인간이라는 종족은 이미 오래 전에 멸종했을 것이다. 호랑이를 만나도, 뱀과 마주쳤는데도 불안해하지 않고, 도망갈 생각, 싸울 생각도 하지 않을 것이다. 그렇게 극단적인 경우가 아니더라도, 당장 처리해야 할 일이 있는데, "아! 해야 하는데..." 하면서 온종일 시간만 낭비한 경험에서도 알 수 있다.

따라서 '중용의 미덕'을 가장 잘 실현하고 있는 주체는 우리 인체이며, 반대로 그것을 잘 실현할수록 건강한 신체, 건강한 정신이라 할 것이다. 그리고 과도한 스트레스 상태는 자율신경계의 입장에서 보면, 교감·부교감 신경의 균형이 깨지고, 특히 교감신경이 과도하게 오랜 시간 활성화된 상태이다. 쉽게 말하면, 차가 멈추어 있는 상태에서도 RPM이 3천, 4천 이상으로 계속 엔진이 돌아가고 있는 상황으로 비유해 볼 수 있다.

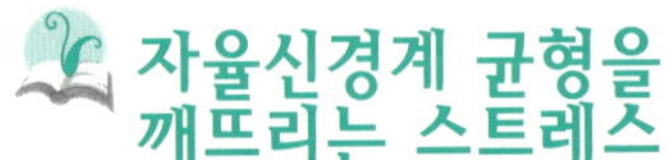

자율신경계 균형을 깨뜨리는 스트레스

자율신경계의 균형이 깨지는 경우는 바로 '열 받는' 때이다. 살다보면, 직장에서나 가정에서나 어디든 '열 받는' 경우들이 많이 생긴다. 즉 화(火), 분노가 생기는 경우인데, '열 받는' 상황에서 화가 나는 것은 당연하고 건강한 것이다. 그러나 그러한 감정 상태가 제대로 정리되지 않고 계속 누적되어 나타나는 것이 '홧병'이다. '홧병'은 현대의학에서 보면 스트레스성질환의 가장 대표적인 경우로 생각해볼 수 있다. 평소 소심하고 자그마한 일에도 걱정이 많고 긴장이 많은 성격을 가진 사람의 경우에도 마찬가지다. 적절한 걱정과 긴장은 삶을 살아가는데 꼭 필요한 부분이지만 과도한 걱정이나 긴장이 지속되는 것은 자율신경계 균형을 깨는 요인 중 하나가 된다.

불같은 성격을 가진 사람들이 있다. 이런 사람들은 심장병, 중풍을 조심해야 한다. A형 성격이라는 것이 있는데, A형 성격은 정신신체의학 분야에서 매우 오랫동안 연구된 성격으로, 다혈질적이고 매우 직설적이며 급한 성격을 말한다. 또 완벽주의적이고 정력적이며 투쟁적인 것이 특징이다. 보통 '화를 참으면 병이 된다'며

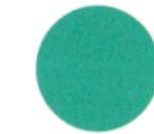

화를 내는 것이 건강에 좋다고 생각하고 있으나, 화를 자주 내는 것은 오히려 참는 것보다 더 좋지 않다. 화를 자주 내게 되면 교감신경이 자주, 과도하게 활성화되면서 결국 심혈관질환으로도 사망할 수도 있다.

우울증, 불안장애의 경우에도 자율신경계 균형이 깨진다. 우울증은 마음만 우울한 병이 아니다. 어떤 면에서 보면, 우울증은 '마음'의 병이라기보다는 '신체'의 병이라고 할 수도 있을 만큼 다양한 신체증상이 나타난다.

두통, 심한 피로, 소화불량, 각종 검사에서도 원인이 나오지 않는 통증, 얼굴 화끈거림, 차고 저린 손발, 입마름 등 머리끝부터 발끝까지 모든 신체 증상이 우울증에서 다 나타날 수 있다. 이러한 신체증상은 주로 자율신경계 균형 이상으로 인해 생기는데, 우울증을 오래 앓으면 심혈관질환의 발병 위험이 높아진다는 연구들이 많이 있다.

스트레스와 대처방식

스트레스를 받는 일을 겪을 때 사람들마다 대처하는 방식은 다르다. 줄 담배를 피우는 사람도 있고, 폭음으로 해결하는 사람도 있다. 그런데 문제는 스트레스에 대한 대처방식이 올바르지 못하면 애초의 스트레스가 문제가 아니라, 여기서부터 다시 스트레스가 증폭된다는 점이다. 폭음을 하고 다음날 숙취에 시달리고, 마음은 괴롭고, 일은 제대로 되지 않는 이런 대처방식들이 반복되면 스트레스에 대한 저항력을 떨어뜨린다. 다시 폭음, 과도한 흡연, 스트레스 저항력 저하, 악순환의 고리가 계속되는 것이다. 그리고 어느 순간, 우리의 성실한 일꾼인 심장이 갑자기 멈추게 되는 불상사가 발생하게 된다.

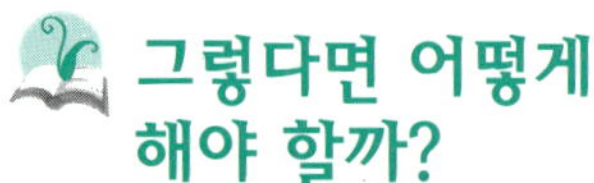

그렇다면 어떻게 해야 할까?

일단, 아는 게 힘이다. 스트레스가 어떻게 우리의 심신에 영향을 미치는지, 어떤 증상들이 스트레스 증상들인지를 공부해야 한다. 그 공부는 당신이 이 책을 다 읽는 정도면 충분하리라고 생각한다.

알았다면, 그냥 쉬자. 휴식이 최고의 보약이다.

열심히 일한 당신, 그러나 쉬지 못하는 당신을 위하여

그러나 요즘 같은 세상에 '그냥 쉬는' 것은 쉽지 않다. 자칫, 계속 쉬게(?) 될 수가 있다. 그러므로 악순환을 끊는 방법을 강구해야 한다. '진짜 열 받는' 상황에서 '열'을 받지 않을 수 있을까? 그건 쉽지 않다. 아니 사실 거의 불가능하다. 스트레스 ⬆ 자율신경계 항진 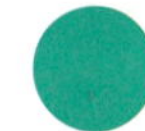 신체 증상(맥박이 빨라짐, 얼굴이 달아오름 등)에서 끊어야 한다. 이 과정을 거꾸로 즉, 신체증상 조절 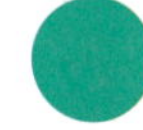 자율신경계 조절  스트레스 조절로 바꾸어주어야 한다. 가장 대표적인 방법인 호흡법과 이완법을 통해 바꾸어주도록 한다.

먼저, 호흡법은 언제 어디서든 할 수 있고, 다른 사람과 있을 때도 티 안나게 할 수 있다. 일단 어깨에 힘이 들어가 있는지 본다. 어깨에 힘을 빼고, 숨을 천천히 코로 쉰다. 코로만 숨 쉬는 것이 어려우면 코로 들이쉬고 입으로 내쉰다. 핵심은 숨을 '천천히' 쉬는 것이다. 들어오는 숨을 천천히 아랫배, 단전쪽으로 내리는 느낌으로 쉰다. 내쉬는 숨이 좀 더 중요하다. 들이쉬는 숨에 비해 1.5배에서 2배 정도 더 길게, 더 천천히 내쉰다. 내쉴 때 숨이 나가는 느낌, 몸이 잠시 이완되는 느낌을 꼭 느껴보자. 생각보다 간단하지만, 마찬가지로 생각보다 쉽지 않다. 꾸준한 연습이 필요하다. 혼자 있을 때든 다른 사람과 있을 때든 수시로 연습하여 자신도 모르는 사이에 그렇게 숨을 쉴 정도로 숙련이 필요하다. 필자의 경험으로는 열심히 하면 일주일 정도 걸린다. 그리고나서도 생각날 때마다 틈틈이 연습하는 게 필요하다.

이완법은 대표적으로 '점진적 근육 이완법'이 있다. 팔, 다리의 근육에 힘을 주었다가 천천히 빼는 방법인데, 사무실이라면 의자에 앉아 두 다리를 들어 죽 폈다가 한참 유지한 후 천천히 다리를 내리는 일종의 약식 근육 이완법을 쓸 수도 있다. 근육 이완법의 핵심은 근육에서 힘을 뺄 때, 근육에서 긴장이 풀려 나가는 느낌에 주목하여 인지하여야 한다는 것이다.

호흡법과 이완법은 별 것 아닌 것처럼 보일 수도 있지만 평상시 숙련하여 반복하면 자율신경계 기능 강화에 상당한 효과가 있다는 것이 이미 과학적으로 증명되어 있다.

담배, 반드시 끊어라!

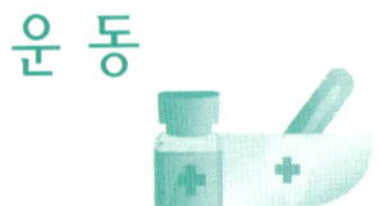

술과 담배 문제는 풀기 어려운 숙제와 같다. 술은 자주 폭음을 할 정도가 아니면 어느 정도는 괜찮다고 필자는 생각한다. 그러나 담배는 반드시 끊어야 한다. '담배 끊는 게 더 스트레스'라고 말하는 사람들이 있다. 그래도 끊어야 한다.

운 동

빨리 걷기, 자전거 타기, 조깅 등 하루에 최소한 20분 이상, 일주일에 4번 이상 땀을 어느 정도 흘릴 수 있는 운동이 필요하다. 규칙적인 운동은 자율신경계에 '예방주사'와 같은 것이다. 평소 자율신경계를 적당히 자극하여 스트레스가 닥쳤을 때 저항력을 높이는 것이다.

알아두기

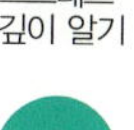

만성적이고 과도한 스트레스로 인한 증상들

☑ 얼굴이 달아오르고 열감이 있음(체온은 정상)

☑ 추웠다 더웠다 함

☑ 가슴이 답답함

☑ 가슴이 두근거림

☑ 짜증, 기분이 가라앉음, 의욕 저하

☑ 두통

☑ 목(특히 뒷덜미), 어깨, 날갯죽지 사이 통증

☑ 피로감

☑ 손발 차가움, 저림

☑ 기억력, 집중력 저하

☑ 성기능 저하, 생리불순

☑ 불면

☑ 어지러움

 충분한 휴식이나 운동, 호흡법, 이완법 등으로도 이러한 증상들이 지속된다면, 각종 심혈관계질환이나 우울증, 불안장애로의 발전을 막기 위해 전문가를 찾는 것이 좋다.

  55세의 중년 남성이 어느 날 외래에 찾아왔다. 사업상 배신을 당한 뒤로 가슴에서 계속 열불이 나고, 가슴 두근거림이 심하고 잠을 못 잔다는 증상이었다. 분노가 대단했으며, 전형적인 스트레스 증상이었다.
좀 더 대화를 나누어보니 그 분은 A형 성격에 해당했다. 필자와 면담하는 동안에도 매우 말이 빠르고 흥분을 잘하는 편이었다. 평소 매우 다혈질적이고 급했으며 직선적이고 화를 잘 내며 완벽주의적으로 일처리를 했다고 했다. 이런 경우 스트레스 증상을 그대로 방치하면 심장병이나 중풍으로 쓰러질 수 있다. 또 우울증이나 불안장애, 수면장애가 생길 수도 있다.

  우선 급한 불부터 끄는 게 필요하다 싶어서 몇 주 정도 약을 드시도록 했다. 어느 정도 증상이 가라앉을 무렵 바이오피드백이라는 기계(우리 몸의 자율신경계 기능을 측정해서 컴퓨터 화면으로 실시간 볼 수 있는 기계)를 이용해서 이완법과 호흡법을 훈련시켰다. 6번 정도 시행하고 나서는 위와 같은 증상들이 좀 더 수그러들었고, 병원에 오지 않는 평상시에도 꾸준히 훈련하도록 하였다. 화가 날 때마다 호흡법으로 누그러뜨리고 있으며, 그 후로는 스트레스 증상들이 많이 개선된 상태이다.

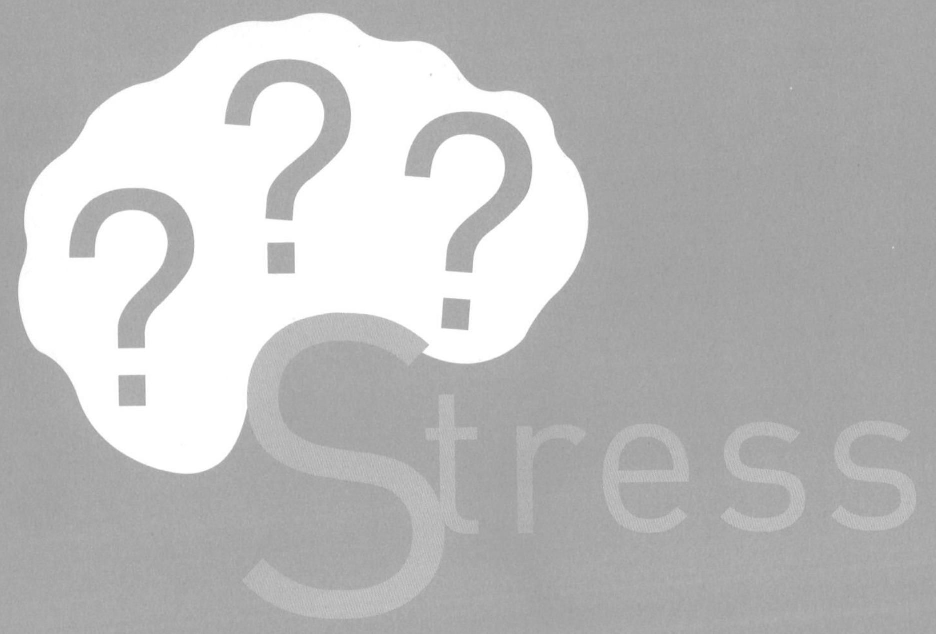

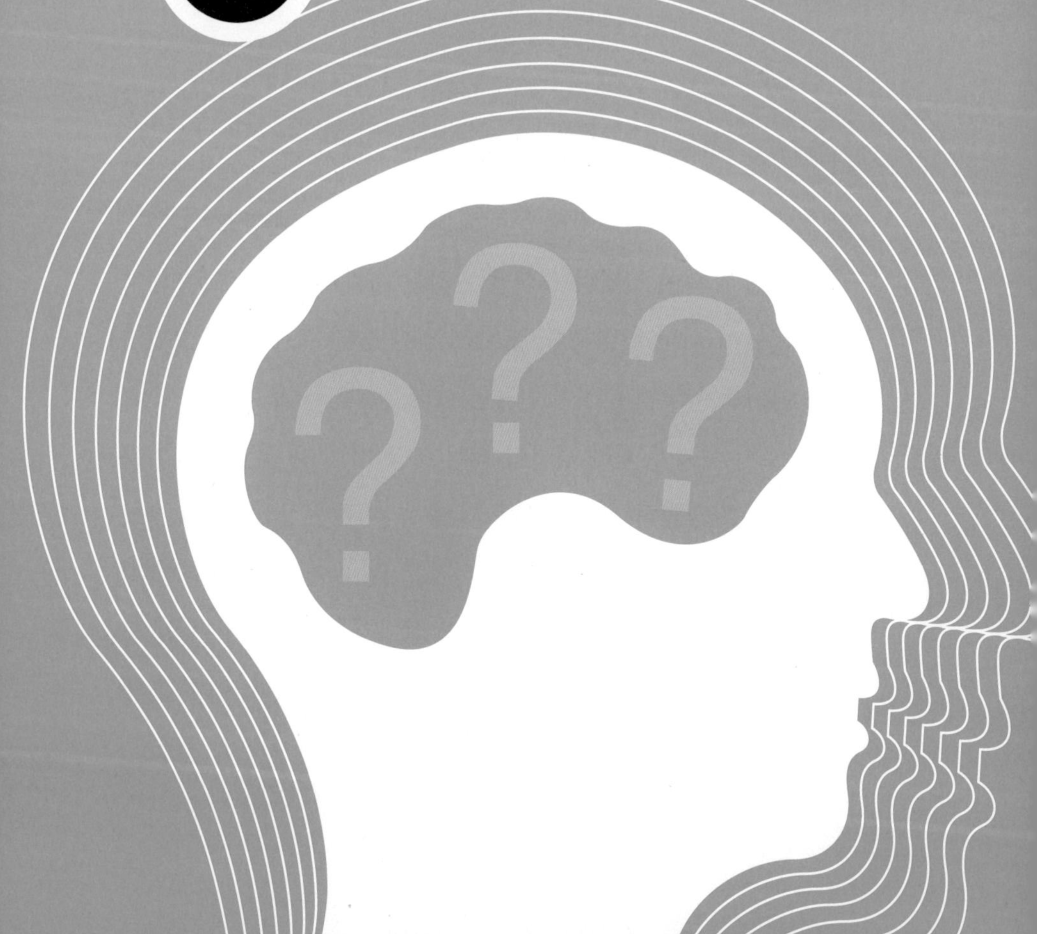

특수 상황에서의 스트레스

03

수험생 스트레스

김 경 미
인제대학교 해운대백병원
소아청소년정신과

| 우리나라의 저출산 문제가 날로 심각해지고 있다. 정부에서는 출산장려를 위해 여러 정책을 내놓고 있지만, 정작 출산 계획이 있거나 출산을 원하는 사람들에게는 그런 대책들이 마음에 와닿지 않는다. 오히려 임신 중인 부부의 큰 고민거리는 아이를 어떻게 키워야 하는 것이다.

부모로서 아이가 자라 성인이 되어 조금 더 나은 삶을 누리기를 원하는 것은 당연한 것이다. 대학의 출신 여부가 성취위주의 우리 사회에서 가장 큰 경쟁력으로 여겨지고 더 나아가 미래의 직업, 결혼, 사회적 지위, 명예 등을 누리며 살아가는데 없어서는 안 되는, 필수불가결한 사회적 능력평가 기준이 되고 있다. 아이가 태

어나면서부터 조기 유아교육이니 영재로 키우는 법 등에 대한 정보에 노출이 되면서 아이로 인해 생기는 부모의 스트레스는 시작된다.

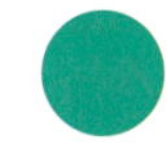

한글도 제대로 못하는 아이에게 조기영어교육이나 영재교육을 하는 것부터 시작해서 아이가 커 가는 동안 들이는 사교육비는 상상을 초월한다. 아이가 커갈수록 교육에 대한 부모나 사회의 요구는 점점 커져간다.

그 중 하이라이트가 바로 대학 입시이다. 대학 입시는 일생일대의 도전이자 가장 중요한 인생의 관문으로 여겨진다. 모두들 말로는 '학력이 전부는 아니다.' 라고 하지만, 수험생 자신뿐만 아니라 온 가족의 자존심이 걸린 문제가 되면서 수험생은 보이게, 보이지 않게 엄청난 기대와 압력에 시달리게 된다.

하지만, 아무리 영유아기때부터 준비를 하더라도 대학 입시를 완벽하게 준비할 수는 없다. 수시로 입시제도가 바뀌기 때문에 바뀔 때마다 새로운 기준으로 다시 준비를 해야 한다. 수차례 수정, 변경 과정을 통해 정착된 현 입시제도는 언제 바뀔지 모르므로 수험생과 부모들은 불안한 상황에 계속 노출되면서 '성적순' 이라는 변하지 않는 사회적 문제에 시달린다. 학생들은 3당 4락이라는 말이 나올 정도로 수면과의 치열한 전쟁을 치루면서 오랫동안 꾸준히 앉아서 공부하기를 요구받게 된다.

과거에는 대학입시에 관해서만 주로 문제가 되어 '고 3병', '입시지옥' 같은 말이 나왔지만, 최근 특수목적 고등학교(특목고), 외국어 고등학교(외고) 준비까지 가중되면서 '중 3병' 심지어 국제중학교 준비를 하면서 얻게 되는 '초 6병' 까지 나타나고 있다.

입시 스트레스와 관련된 정신건강 문제

입시를 앞둔 수험생들 중 상당수가 오르지 않는 성적, 입시 탈락에 대한 압박감, 시험 불안, 진로 선택의 갈등 등으로 인해 고통받게 된다. 이와 같이 수험생이 시험에 대한 압박감으로 인해 신체적·심리적으로 경험하게 되는 다양한 복합적 증상들을 '입시병' 혹은 '입시 스트레스 증후군' 이라고 한다.

'입시 스트레스 증후군' 을 겪는 수험생들의 증세를 보면 흔히 두통, 피로감, 현기증, 식욕부진, 소화불량, 시력장애, 기억력 저하, 불면증 등의 신체증상을 호소하기도 하고, 무기력증, 우울, 절망감, 불안 등 불안정한 정서상태가 동반되며 때로는 학업포기, 등교거부, 가출, 비행행동, 약물남용 등의 청소년 문제를 일으키고 심한 경우에는 자살을 시도하거나 일시적인 정신착란이나 환각증상까지 나타날 수 있다.

약간의 기분변화나 신경질, 다소의 불안 등 적절한 스트레스는 동기를 유발하고 집중력을 높여 주는 등 긍정적인 자극제가 될 수 있으나, 정도가 심해지면 상황은 달라진다. 수면 부족으로 인한

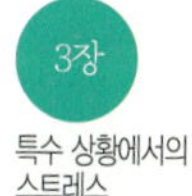
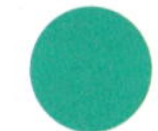
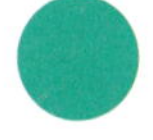
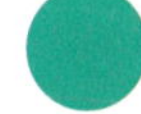

계속적인 피로감, 식욕부진, 소화불량, 두통, 어지러움, 허리통증 등이 올 수 있고, 이를 극복하기 위해 진통제, 각성제를 반복 사용하다 보면 약물 남용의 위험에 노출될 수도 있다.

스트레스가 부정적으로 작용하는 데는 그 스트레스를 어떻게 받아들이느냐에 따라 다른데, 수험생 스스로 '자신의 목표에 미치지 못하면 어쩌나' 하는 불안감, 생각보다 성적이 저조할 때의 좌절감, 자존심의 손상뿐 아니라 부모의 기대에 미치지 못하면 어쩌나 하는 무의식적 분리불안 등이 더해져 기존의 불안 정도가 심해지는 것이다. 한두 번 이런 일이 있을 때에는 대개 무사히 넘어가지만, 지속적으로 성적이 떨어지고 회복될 기미가 보이지 않고, 부모의 닦달이나 실망하는 표정을 보면서 수험생은 점차 자신감이 떨어지고 실망감, 절망감을 느끼면서 자살까지 생각하게 되는 우울증을 경험할 수도 있다. 부모와의 갈등이 심해지고 학업을 포기하거나 심한 경우 가출이나 비행행동으로 스트레스를 표출하기도 한다.

결국 피할 수 없는 관문 중 하나이고 일종의 통과의례가 되어버린 입시문제, 과연 '피할 수 없으면 즐겨라' 는 광고문구처럼 대학입시를 건강하게 이겨낼 수 있는 방법에는 어떤 것이 있을까?

수험생 스트레스, 스스로 이겨내기

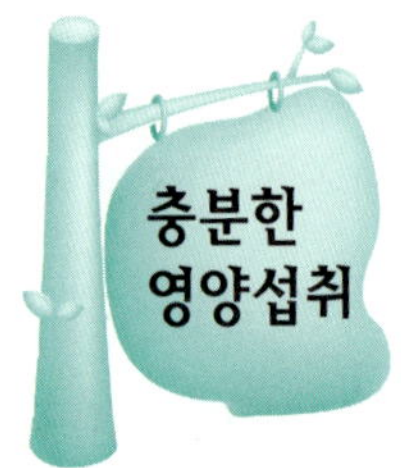

지속적인 긴장상태가 위장운동과 소화액 분비를 방해해 위염, 소화성 궤양, 과민성 대장증후군 등을 발생시킨다. 이를 예방하려면 영양분을 골고루 섭취할 수 있는 식단으로 규칙적인 식사를 하는 것이 가장 중요하다. 야식은 되도록 위에 부담이 가지 않는 가벼운 것이 좋다. 특히 수험생에게 중요한 것은 아침식사다. 암기나 문제풀이 등의 학습활동은 뇌의 에너지원을 급격히 소모시키므로 아침식사를 통해 뇌세포가 사용하는 유일한 에너지원인 포도당을 공급해 주어야 한다. 혈당치가 떨어지면 학습능력 저하는 물론 피로도 쉽게 쌓인다. 물론 과식은 금물이다. 음식물을 소화시키는 과정에서 많은 양의 혈류가 위로 가면서 뇌 혈류가 줄어들어 졸음을 유발하기 때문이다.

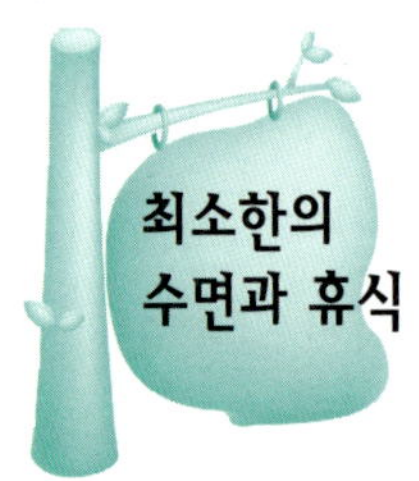

과거에는 '3당 4락'이라고 했다. 하루 세 시간 자고 공부하면 붙고 하루 네 시간 자면 시험에 떨어진다는 말이다. 그러나 이는 잠에 대해 모르고 하는 말이다. 수면은 신체적·정신적 스트레스 해소 및 단기기억을 장기기억으로 저장하는 효과가 있다. 따라서 6시간 이상, 오전 1시~3시 사이에는 잠

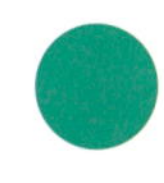

을 자도록 하고, 숙면을 방해하는 커피, 술, 담배, 각성제는 절대 삼가야 한다.

간혹 졸릴 때 책상에 엎드려 자게 되는데, 이런 자세는 허리에 체중의 2배가 넘는 압력을 주게 되므로 허리 건강에 좋지 않다. 장시간 의자에 앉아있기 때문에 그만큼 자세도 중요한데, 가슴을 펴고 허리를 바르게 세우고 머리를 들어 허리와 일직선으로 유지하는 것이 기본 자세이다. 여기에서 무릎은 어깨 너비로 벌리고 발은 무릎보다 약간 넓게 벌리는 것이 좋다. 이때 배를 책상에 살짝 대고 팔과 팔꿈치를 책상 위에 올려놓으면 좌우 균형을 유지하는데 도움이 된다. 적어도 1시간 간격으로 목, 어깨, 허리돌리기, 앉았다 일어나기 등 스트레칭이나 맨손체조를 해주어야 능률이 오른다.

자신의 생체리듬과 특성에 맞추어 최대한의 효과적인 집중공부습관 개발

공부를 시작할 때 우선 시간 계획을 하고 계획표를 세우는 것이 필요하다. 이때, 잘한다고 생각하거나 이해가 쉬운 과목이나 단원부터 시작해서 공부에 자신감을 가진 후, 점점 어려운 과목이나 단원 공부로 계획을 세우는 것이 중요하다. 또한, 욕심이 앞서 과도한 계획을 세우는 것은 틀림없이 무리를 준다. 본인이 성취할 수 있는 80% 정도의 수준으로 계획을 세우도록 해서 성취감과 자신감을 지속시킬 수 있도록 한다.

공부를 다 하고 나서는 스스로에 대해 '오늘 이만큼이나 했다'고 칭찬해주자. 못한 과목이나 단원이 있어도 다음날 조금 더 하면 된다. 계획대로 다하지 못했다고 해서 실패한 하루는 아니라고 생각하는 것이 중요하다.

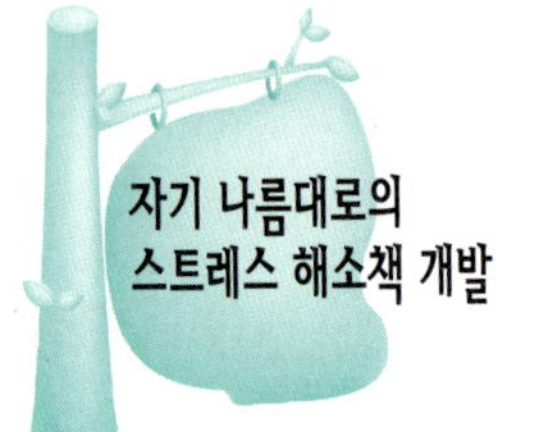

공부 사이에 가끔 자세를 바꿔주고 스트레칭을 하거나 가볍게 근육을 풀어주는 훈련을 함으로써 긴장을 줄여주는 것이 중요하다. 눈동자를 움직이거나 먼 곳을 쳐다보는 등 눈의 피로를 풀어주는 것도 집중력을 높이는 데 도움이 된다. 간단한 운동이나 이완훈련, 샤워, 음악듣기, 자신이 좋아하는 여가활동 등도 좋다.

그러나 컴퓨터 게임은 도움이 되지 않는다. 게임에는 마약과 같은 탐닉성과 중독성이 있기 때문에 한 번 시작하면 그만두기 어렵고 게임을 하는 동안 에너지 소모로 인해 정신적·시각적으로 쉽게 피로해지며 긴장된 자세가 계속되어 근육통 등을 유발하기 쉽기 때문이다.

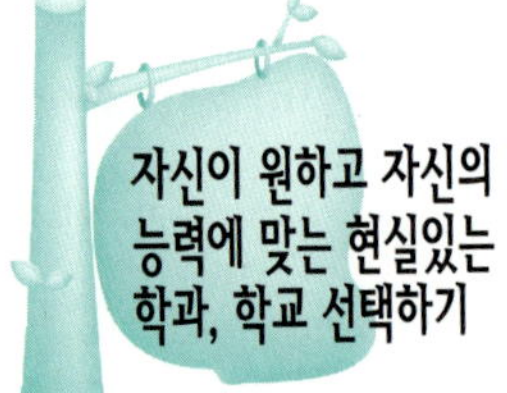

현 입시제도는 과거에 비해서는 여러 가지 선택의 여지가 많아졌다고 볼 수 있다. 여러 과목 중 좀 더 자신있는 과목을

중심으로 자신의 능력에 맞는 현실성 있는 학과와 학교를 선택하는 것이 중요하다. 과도한 목표를 세워놓고 그 기준에 미치지 못하는 자신을 끊임없이 채찍질하는 것은 스트레스를 과중시킬 뿐 자신의 미래에 아무 도움이 되지 못한다는 것을 기억하자.

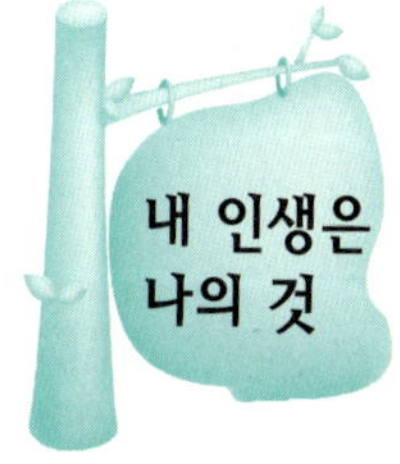

공부를 하다보면 힘들고 어려울 때 포기하고 싶은 마음이 들 수도 있다. 이때 주로 하는 말이 부모를 포함한 기성세대, 교육제도, 입시제도 모두 모순과 문제덩어리라는 말이다. 그러나 이러한 것들이 자기포기의 구실이나 핑계가 될 수는 없다. 왜냐하면 공부를 하는 것은 누구를 위해서도 아니고 자신을 위해서이기 때문이다. 부모의 기대를 위해서 하는 공부는 성공해서도 결코 행복해질 수 없다는 것을 기억하도록 한다.

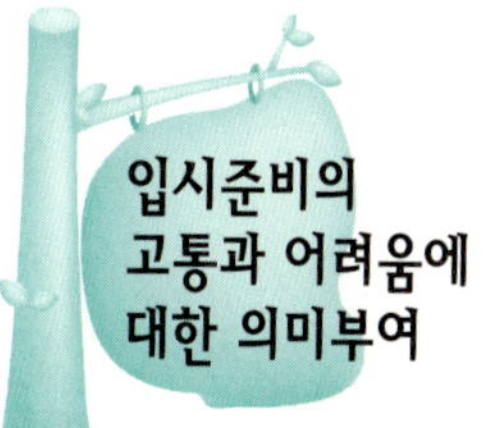

정신적·육체적으로 지칠 때가 많겠지만, 이보다 더 큰 고통과 좌절을 겪을 수도 있다. 인생에 있어 가장 가능성이 큰 지금 시기에 어떤 경험을 했는지가 성인이 되었을 때 겪을 수 있는 어려움을 극복하는데 큰 초석이 될 수도 있다. 지금 시기를 잘 극복하는 것이 어른이 되기 위한 일종의 성인의식이라고 생각하자. 미래의 어떤 사람이 될지 모른다. 10년 후의 멋진

내 모습을 상상하면서 지금 시기를 보다 적극적으로 즐기려는 자
세가 중요하다.

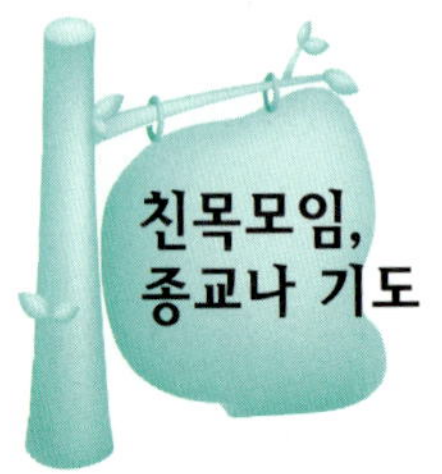

동병상련이라고 했다. 비슷한 상황에 있
는 사람은 그렇지 않은 사람에 비해 훨씬
더 자신의 어려움을 잘 이해해 줄 수 있
다. 이런 사람들과 주기적인 만남을 통해
환기(ventilation)나 지지(support)를 받는 것도 좋다. 종교나 기도를
통해 환기나 지지를 받을 수도 있다. 종교적 신념하에 어려움을
극복할 수 있도록 서로 기도해주고 미래의 자신을 위해 기도하는
것도 마음을 안정시키는데 좋은 방법이 될 수 있다.

 수험생 스트레스, 가족이 도와줄 일

**부모는 어디까지나 수험생의 노력과 고통을 지켜보고 필요한 도
움과 격려를 주는 보조자, 동참자**

몸이 피곤하고 긴장이 높아지면 신경이 날카로워지고 별 것 아
닌 일에 괜히 짜증을 낼 수도 있다. 하지만 이런 짜증을 선생님들
에게 함부로 낼 수도 없고, 그렇다고 수험생 처지에 친구들과 어
울려 다니면서 스트레스를 풀 수도 없다. 결국 가장 자주 만나고
제일 편안한 사람이 가족 그중 부모님이다. 그래서 피곤한 몸을

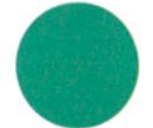

이끌고 집에 들어와서는 괜히 부모님에게 심통을 부리지만 그렇다고 자신의 마음이 마냥 시원한 것은 아니다. 오히려 마음 속에 미안함과 자신에 대한 자책으로 후회가 가득할 것이라 생각한다.

그런 마음의 고통과 육체적 피곤함까지 부모가 다 대신해주고 싶은 것이 이 세상 부모님들 마음이지만, 공부를 대신 해 줄 수도, 아이의 인생을 대신 살아줄 수도 없는 것이 현실이다. 부모는 어디까지나 수험생 아이의 노력과 고통을 지켜보고 필요한 도움과 격려를 해주는 지원자이자 동참자일 뿐이다. 아이의 성적이 조금 떨어졌거나 원하는 대로 공부하지 않는다고 실망하지 말자. 수험생 아이에 대한 사랑과 존경과 믿음이 아이에게는 가장 큰 힘이 된다.

공감적 · 동참적 대화

아이가 입시지옥, 입시제도의 모순, 부모의 과잉기대 등에 대한 불평과 불안을 토로할 때 화를 내며 다그치거나 야단을 쳐서는 안 되고, 진심어린 태도로 어려움을 들어줘야 한다. 아이의 일과에 대해 과잉 간섭을 하거나 과잉 통제하는 것보다는 솔직하게 느낌을 나누고 걱정스러운 마음이 들면 걱정이 된다는 것을 표현함으로써 혼자가 아니라는 것을 느끼게 해 줘야 한다.

한눈팔지 말고 열심히 해라, 내 체면도 있는데 잘해야 한다 등 설교나 잔소리는 오히려 반감을 사게 해서 반항심이 커지면서 이로 인해 문제행동이 유발되거나, 공부에 대한 동기가 떨어져 학업을 포기하는 마음이 들게 할 수도 있다. 부모가 자녀와 대화를 시도할 때는 눈높이를 청소년에게 맞추어서 주의 깊게 들어야 하며, 수험생 아이의 의견과 감정, 개성을 존중해주되 섣부른 충고보다는 청소년이 부담없이 받아들일 수 있는 대화가 필요하다. 작은 성취를 인식하게 해주고 능력을 칭찬해 줌으로써 자존감을 높여주고 정서적인 지지를 해 주는 것이 좋다. 학과나 학교선택은 아이의 취향과 능력에 맞추어 현실성 있는 선택을 하도록 자문해 주되 명령이나 강요를 해서는 절대 안된다. 또한, 아이가 지나치게 무리한 목표를 세웠을 때는 현실적으로 점검해 줄 필요가 있다.

가정에서의 갈등(부부 간 갈등, 부모-자녀 갈등 등)이 있을 때에는 이를 우선 해결해야 한다.

부모 자신의 정서관리

부모 스스로 느끼는 불안감, 초조감, 우울감, 분노감 등은 대부분 부모 자신의 욕심과 과잉기대에서 비롯된 것이다. 그런데 이런 부모의 불안과 실망, 분노는 수험생의 정서상태에 직접적으로 영향을 미칠 수 있다. 따라서 수험생에 대한 부모의 기대를 현실화시킬 필요가 있다. 부모 마음속의 실망감, 불안감, 우울감은 부부 간의 대화로 정서순환을 시킴으로써 아이에게 직접적으로 미칠 수 있는 정서적 불안정감을 최소화시키도록 한다.

결과는 일단 받아들이자

엎질러진 물은 되담을 수 없다. 이미 친 시험을 되돌릴 수도 없다. 그동안 시험 준비를 위해 고생한 수험생 아이에게, 또한 열심히 수험생 아이를 뒷바라지 한 부모 자신에게 '그동안 수고했다'는 칭찬을 해 주자. 그리고 결과를 받아들이고 현실적으로 가능한 일부터 계획을 다시 세울 수 있게 도와주도록 한다.

전문가와 상담을 주저하지 말 것

수험생 아이가 극심한 불안감, 우울감, 절망감을 호소하거나 학업포기, 등교거부, 가출, 비행행동, 약물남용 등의 청소년 문제를 일으킬 때, 그리고 자살을 시도하거나 일시적인 정신착란이나 환각증상을 호소할 때에는 주저하지 말고 정신과 전문의와 상담을 하도록 한다. '정신과' 라는 말이 가진 편견 때문에 치료시기를 놓쳤다가는 큰 병으로 고생할 수가 있다. 조기에 전문가의 도움을 받게 하는 것이 빨리 아이가 편안해지고 일상생활로 돌아올 수 있도록 도와주는 것이다.

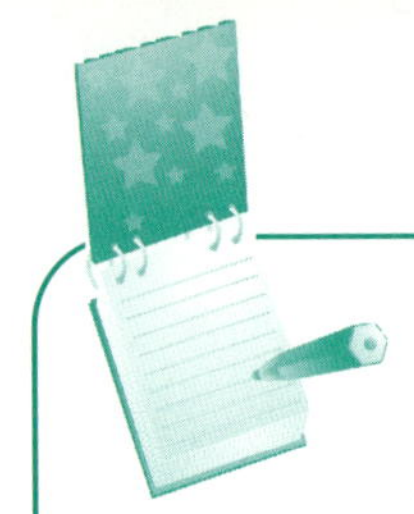

알아두기

이럴 때는 꼭 정신과 전문의와 상담하세요

- ☑ 2주 이상 쉽게 짜증을 내거나 매사에 의욕 없이 재미없어 하는 모습을 보이는 경우
- ☑ 2주 이상 식욕이 떨어지고 불면 등 수면의 변화가 오면서 집중력 감퇴, 부정적 생각, 죄책감 등이 심해지는 모습을 보이는 경우
- ☑ 자주 죽고 싶다는 이야기를 하는 경우
- ☑ 자해를 하거나 난폭한 행동(물건을 부수거나 다른 사람을 때리는 등)을 하는 경우
- ☑ 자살시도를 한 경우
- ☑ 환청이나 환시 같은 환각을 호소하는 경우
- ☑ 갑작스럽게 죽을 것 같은 극심한 불안을 경험하는 경우
- ☑ 계속적인 피로감, 식욕부진, 소화불량, 두통, 어지러움, 허리 통증 등 신체증상으로 인해 일상생활에 지장을 받는 경우
- ☑ 갑자기 잠을 자지 않아도 피로감을 느끼지 못하고 말이 많아지거나 과도한 자신감을 보이면서 계획이 많아져서 부산해 보이며, 심한 기분변화를 보이는 경우

사　례　● ● ● ● ● ● ● ● ● ● ● ●

　초등학교 4학년 보람이 엄마는 시간을 되돌리고 싶은 마음이다. 보람이가 처음 초등학교에 입학했을 때만해도 보람이에게 이런 일이 생길 것이라고는 생각지도 못했기 때문이다. 그다지 까다로운 아이는 아니었지만 내성적인 성격으로 유치원 때부터 아이들과 잘 어울리지 못했던 보람이는 초등학교 진학 후 자꾸 겉도는 느낌이 들었다.

　초등학교 2학년이 되면서 다소 통통한 편인 보람이에게 '뚱보', '뚱"보람"니다' 라고 놀리는 아이들이 많아졌는데, 마음 약한 보람이는 그럴 때마다 어떻게 해야 할지 몰라 울어버리기 일쑤였다. 학년이 올라가면서 시험 성적도 잘 나오지 않아 반에서 하위권에 머무는 보람이를 놀리는 아이들이 점차 많아졌고, 보람이는 학교 가는 것보다 게임을 하거나 만화를 보면서 혼자 시간을 보내는 것을 더 좋아하기 시작했다.

　초등학교 4학년부터는 점차 학교 가기 싫다는 이야기를 하기 시작했지만, 그때까지 보람이 엄마는 왜 그러는지 알 수가 없었다. 담임 선생님도 보람이가 부쩍 먼 산을 보거나 딴 짓을 많이 하니 학교에 한 번 오시라고 했지만, 학교에서도 분명한 해답을 얻지는 못했다. 이제 보람이는 학교에 가려하지 않고 방문을 잠근 채 밖으로 나가려 하지 않는다.

　결국 보람이를 데리고 병원 소아정신과를 방문하였다. 평가 결과 보람이는 생각보다 심한 왕따를 경험했던 것을 뒤늦게 알게 되었다. 학교에 가면 괜히 뒤에 앉아 머리를 당기거나 침을 뱉는 아이도 있었고, 심부름을 시켜놓고 시키는대로 하지 않으면 할 때까지 여러 명이 둘러싸고 협박을 하거나 비아냥거렸고, 시키는대로 하면 '이런 것도 제대로 못하냐?'고 놀림받기 일쑤였다. 또, 보람이가 말을 걸면 못 들은 척 하거나 '그래서 어쩌라고?' 등 따지듯 말해 위축되었고 아이들이 있으면 항상 불안했다고 했다.

평가 결과 보람이는 소아 우울증 진단을 받았는데, 학교에서 친구 한 명 없이 반복적으로 왕따를 당했던 경험이 큰 스트레스로 작용하긴 했지만, 자기주장이나 표현을 잘 못하고 속으로만 앓는 성격이 왕따라는 스트레스 상황을 극복하는데 어려움을 가중시키고 있다는 이야기를 듣게 되었다. 또한, 어린 시절 다소 완벽함을 추구하는 엄마(따라서 사소한 실수도 잔소리를 많이 했던)와 무뚝뚝한 아빠 사이에서 자라난 보람이는 적절하게 자기 감정표현을 하지 못하고 속으로 감춰왔었고, 맞벌이였던 보람이 부모님은 이런 보람이 성격을 알면서도 퇴근 후 집안 일과 숙제를 챙겨주는 것 등에 시간이 쫓겨, 보람이와 함께 대화할 여유가 없었다는 점을 알게 되었다.

보람이와 부모님은 가족치료를 통해, 서로에 대해 좀 더 이해할 수 있는 시간을 갖게 되었고, 특히 부모님은 양육상담을 통해 보람이의 양육

방식에 있어 생길 수 있는 소소한 문제에 대해 지도를 받고 새로운 방법을 사용하게 되었다. 가족치료를 하는 동안 보람이도 그동안 엄마, 아빠에게 바랬던 점, 서운했던 점을 속 시원히 털어놓을 수 있게 되었다.

또한, 보람이는 자기주장훈련, 사회성 증진훈련 등을 통해 다른 아이들이 놀릴 때 대처방법에 대해 효과적인 방법을 배워나가면서 역할극을 통해 연습하였고, 자신이나 상황에 대해 긍정적으로 받아들일 수 있도록 인지치료를 받았다. 치료 기간동안 부족한 학습은 병원학교를 병행하면서 보충해나갔다.

이제 보람이는 다시 학교로 돌아갈 준비를 하고 있다. 보람이 엄마, 아빠도 아이에 대해 좀 더 많은 칭찬과 관심의 표현을 하게 되었다. 보람이는 학교 갈 생각을 하니 기대도 되지만, 다시 그런 일을 겪을까 두렵기도 했다. 하지만, 이제는 놀리는 아이들에게 그냥 가만히 당하고만 있지 않을 자신도 생겼고, 언제나 자신을 사랑하고 관심을 가져주는 엄마, 아빠에 대한 믿음도 강해졌다. 학교로 돌아가더라도 당분간 상담은 지속할 예정이다.

새로운 각오로 덤덤히 학교로 돌아갈 준비를 하고 있는 보람이를 보고 엄마, 아빠는 대견함을 느끼고 마음속으로 박수를 보냈다.

학교 안의 스트레스 학생과 교사의 스트레스

문지현
미소의원 원장

스트레스라는 말이 너무 흔해서 이 단어를 듣는 것조차 스트레스를 받을 정도라고 반응한다면 "혹시 학생이신가요?"하고 물어볼지도 모르겠다. 그만큼 힘든 상황에 있는 게 학생들이다. 그렇다고 학생들만 힘들다고 할 수도 없다. 어쩌면 그들 못지않게, 아니 그들 이상으로 스트레스를 받는 사람들이 바로 선생님들이기 때문이다. 인간관계는 서로 상호적이기 때문에 학교라는 상황 안에서 한 단위로 묶여 있는 학생들과 선생님들은 서로에게 스트레스를 주고, 서로에게서 스트레스를 받는다.

여기에서는 학생들과 선생님들에서 흔한 스트레스를 좀 더 자세히 알아보고자 한다.

학생들의 스트레스

학생 ① : 공부 잘하는 윤지 양

윤지 양은 중학교 3학년이다. 가슴이 뻐근하고 아파서 숨을 쉴 수 없는 증상으로 병원을 찾아왔다. 윤지 양은 전국 석차를 따질 만큼의 우수한 학생이었다. 외고를 갈 것이냐 과학고를 갈 것이냐 저울질하면서 방학 동안 자신을 더 끌어올려줄 학원을 찾고 있었다. 그런데 이런 증상이 나타나는 통에 여기저기 병원을 쫓아다니느라 학원 수업의 상당 부분을 포기해야 했다. 윤지 양은 소아청소년과에서 각종 검사를 했지만 결국 이상을 발견하지 못했고, 증상이 반복되는 바람에 공부에도 집중을 할 수가 없어서 정신과를 어렵게 찾게 되었다. 상담 과정에서 윤지 양은 완벽주의적 성향과 함께 학업 성취에 대한 부담으로 인한 주요 우울 장애를 앓고 있는 것으로 나타났다. 윤지 양의 성격은 히스테리성 성격으로 감정을 불확실하게 인지하고, 감정을 억압하면서 말로 잘 표현하지 않는 편이었다. 그래서 우울 장애를 앓으면서도 주된 증상은 신체 증상으로 나타났던 것이다.

학생 ② : 공부 못하는 보영 양

보영 양은 고등학교 2학년이다. 보영 양은 쉽게 눈물이 나면서 감정 조절이 잘 안되고 자꾸 부모님과 부딪히는 문제로 병원에 오게 됐다. 보영 양은 미용 계열의 실업 고교를 다니고 있는데, 본인이 원해서 선택한 진로가 아니며 성적이 좋지 않고 가정 형편이 어려워서 어쩔 수 없이 선택한 것이었다. 병원에서 실시한 지능 검사에서 보영 양은 평균 이하 수준의 지능을 보였다. 주요 우울 장애까지는 아니었지만 청소년기에 흔히 관찰되는 자아정체감의 혼란을 경험하고 있으며 내재적으로 우울 및 불안감을 지니고 있는 모습이 확인되었다. 보영 양은 부정적인 자기 이미지를 갖고 있으면서 자아 강도가 약하고 안정된 정체감을 형성하지 못해 자신의 감정을 언어로 표현하는 면에서 많이 뒤떨어져 있었다.

학생 ③ : 미래가 불안한 유나 양

유나 양은 18세로, 다른 친구들은 대학에 진학했을 나이였지만 외국에서 학교를 다니다가 뒤늦게 한국으로 다시

들어왔기에 고3으로 학교를 다니는 중이다. 친구 사귀는 게 너무 힘들다는 이유로 스스로 병원을 찾아 왔다. 초등학교 6학년 때 캐나다에 조기 유학으로 나가서 지냈는데 한국의 친구들을 그리워하면서 적응에 무척 힘들어했다. 몇 번이나 다시 들어올까 고민하다가 작년에 결국 한국으로 돌아오기로 결정하기에 이르렀다. 상담 과정 중에 유나 양은 자신이 도대체 어떤 사람인지도 잘 모르겠다면서 자기 정체감이 형성되지 않은 모습이었다. 겉으로 드러나는 유나 양은 또래에 비해 성숙하고 완벽해 보이며 순응적이었지만 사실상 자신이 원하지 않는 미래를 강요했던 부모 및 권위상에 대한 만성적인 적대감이 내면에 가득했다. 겉으로 드러나는 모습과 실제 속마음 사이의 괴리감이 강하여 이로 인한 자기부적절감을 강하게 겪고 있었기에 이 때문에도 안정적이고 적절한 자아정체감을 형성하는데 어려움이 있었을 것으로 보였다.

학생 ④ : 왕따를 당해 괴로운 민서 군

민서 군은 왕따를 당해 전학까지 했지만 여전히 친구들과 어울리는 데 어려움을 겪으면서 학교 선생님의 소개를 통해 병원을 찾게 되었다. 체격이 왜소하고 내성적인 민서 군은 공부는 그럭저럭 했지만 학교에서는 대화를 나누거나 함께 어울려 놀 수 있는 친구들이 아무도 없었다. 한번 왕따로 낙인찍힌 뒤에는 같은 무리로 취급당할까 두려워하는 아이들이 민서 군이 말을 걸기만 해도 피해 다니는 상황이 되었다. 상담실에서 민서 군은 기가 죽어 보였고 우울감을 보였다. 맞벌이 부모님은 민서 군의 문제를 알고는 있었지만 어떤 식으로 접근해야 할지 잘 몰라 당황할 따름이었다.

민서 군의 내면에는 애정에 대한 욕구는 많았지만 거절에 대한 두려움이 더 크게 자리 잡고 있어서 더욱 민서 군을 움츠러들게 하고 있었다.

학생 ⑤ : 알코올 의존 문제를 가진 아버지의 아들 기영 군

기영 군은 고등학교 1학년이다. 나른하며 아무것도 하기 싫은 무력감을 느끼고 우울감과 잠들기 어려운 증상 때문에 정신과를 찾았다. 기영 군의 아버지는 전형적인 알코올 의존 문제를 가진 분으로, 작은 인테리어 사업을 하다가

IMF 때 파산을 한 뒤로는 사회 적응을 못하고 알코올에만 의존하여 지내 왔다. 아버지가 스트레스를 받을 때에는 술을 박스로 사다가 쌓아두고 정신을 잃을 때까지 마셨다. 그렇게 술을 마신 뒤에는 어머니를 때리거나 기영 군에게 폭언을 하기 일쑤였다. 술이 깨고 나면 한동안 조용히 지내시지만 돈벌이를 하시진 못했고, 어머니가 파출부 생활을 하면서 근근이 생계를 꾸리고 있었다. 기영 군은 미숙한 성격 성향과 함께 정서 통제의 어려움을 가지고 있었으며, 학교 생활에도 잘 적응하지 못하는 바람에 스스로 느끼는 우울 및 불안감이 더 커진 상태로 보였다. 만성적으로 가족 갈등에 노출되어 왔기에 따뜻하고 안정적인 사랑을 받는 경험을 거의 하지 못했던 상태였다.

학생 ⑥ : 이혼 가정에서 힘들어하는 도현 군

도현 군은 중학교 2학년으로, 지나치게 말이 없고, 일상 생활에서 상황 파악을 잘 못하는 것처럼 보여서 걱정스럽다는 엄마의 손에 이끌려 병원을 찾았다. 도현 군의 부모님은 가정불화 끝에 4년 전에 이혼하셨으며, 간헐적으로 아버지를 만날 때는 있지만 거의 엄마와 둘이서만 지내고 있었다. 도현 군의 어머니는 생활력이 강하고 정서적으로도 안정된 분이었지만, 도현 군의 애정에 대한 욕구를 채워주기에는 본인의 삶이 너무 힘들어서 역부족인 부분이 있었다. 도현 군은 자신이 왜 상담을 받아야 하는지 잘 이해하지 못하고 거부감이 많았지만 충분히 사랑받지 못하는 성장기에 대한 분노감은 인정하고 있었다. 도현 군은 가정 안에서 만족되지 못하는 애정 욕구를 또래 관계를 통해 채우고 싶어 했지만 친밀한 관계를 유지하는 모본을 경험한 적이 별로 없어서 이것 역시 잘 되지 않았고 그 결과 느끼는 좌절감이 또래 친구에 대한 공격적 성향으로 나타나고 있었다.

학생으로 이 땅에서 사는 것은 쉽지 않다. 한국청소년개발원은 2005년 11~12월 중국, 일본, 미국과 공동으로 한 · 중 · 일 · 미 고등학생들의 생활의식과 친구관계에 대해서 조사한 바 있다. 이 조사에서는 4점 척도로 '당신은 여러 가지 면에서 볼 때 행복하십니까?' 라고 물었다. 한국 청소

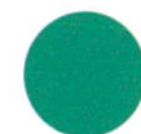

년들(정확하게는 고교 2학년생들)의 72.9%가 '행복하다'('매우 행복하다' + '대체로 행복한 편이다')고 응답했다. 국가별로 비교해보면, 중국 고등학생들의 경우 81.6%, 일본은 77.0%, 미국은 82.4%가 '행복하다'고 응답하여, 한국 학생들의 행복감 점수가 가장 낮은 것으로 나타났다.

　학생들의 스트레스는 그가 어떤 상황에 있느냐에 따라 조금씩 형태가 달라질 수는 있지만 스트레스를 경험한다는 근본에서는 크게 다르지 않다. 학생들에게 흔한 스트레스를 사례를 참고하면서 설명해보려고 한다. 먼저 가장 핵심일 수 있는 성적에 대한 이야기부터 하자. 성적이 중요시되는 학창 시절은 공부를 잘하는 사람에게도 공부를 못하는 사람에게도 부담이 크다. 우리나라만큼 공부를 열심히 하는 나라도 잘 없기에 이로 인한 스트레스는 더욱 크게 경험된다. 2009년 보건복지가족부가 한국청소년정책연구원에 의뢰해 작성한 '아동·청소년의 생활패턴에 관한 국제비교 연구'에 따르면 우리나라 청소년들(15~24세 학생)이 일주일에 공부하는 시간은 49.43시간으로 OECD 평균(33.92시간)에 비해 15시간이나 많은 것으로 나타났다. 학생들의 평일 학습시간은 7시간 50분으로 5시간 전후인 다른 OECD 국가에 비해 2시간 이상 길었다.

　윤지 양의 경우처럼, 공부를 잘하는 학생들은 그들 나름대로 고민이 있다. 눈에 보이지 않는 더 잘하는 경쟁 상대에 대한 부담감이 있다. 자신을 향한 부모님과 선생님의 기대감이 어깨를 누른다. 특수한 몇몇 학생들을 제외하면 공부를 잘하는 아이들은 공부 외엔 잘 할 줄 아는 게 별로 없기 때문에 더 답답하다. 보영 양과 같이 공부를 못하는 학생들도 당연히 고민을 한다. 나는 이렇게 생겼으니 이대로 살 거라고 강짜 부리는 경우라면 스트레스라도 덜 받겠지만, 그 정도의 배짱이 되지 않는 대다수의 공부 못하는 아이들은 바닥을 긁는 성적표를 보면서 자존감이 땅바닥에 떨어진다. 성적이 오르면 미래의 배우자 외모가 달라지고 직업도 달라진다는데 나름 열심히 한다고 해 봐도 오르지 않는 성적은 그들의 성적으로 인한 스트레스만 학생들에게 골칫거리가 되는 건 아니다. 이 시기에 사람들은 자아 정체성을 확립해야 하며, 미래에 대한 비전을 품어야 한다. 그렇지만 유나 양과 마찬가지로 내가 누구인지조차 모르는

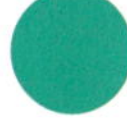
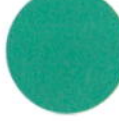

채 몸만 자라서 성인기로 들어가는 사람들이 드물지 않다. 자아 정체성이 취약한 사람들은 힘들 때 표가 난다. 상황이 좋고 모든 게 잘 굴러갈 때에는 별로 눈에 띄는 이상이 없을지 모르지만, 인생이란 그렇게 만만하고 쉬운 것이 아니기에 실패나 상실을 경험할 때 자아 정체성이 약한 사람들은 그대로 무너져 내리거나 어떻게 적응해야 할지 몰라 방황하며 고통을 겪는다.

다음으로 학생들이 겪는 스트레스가 크게 드러나는 영역은 친구관계이다. 자살예방센터에 올라오는 학생들의 온라인 상담을 보면 성적 때문에 괴로워하는 친구들 못지않게 많은 수를 차지하는 것이 인간관계의 문제이다. 청소년기를 지내본 사람들은 누구나 잘 알고 있지만 이때만큼 다른 사람에게 잔인해질 수 있는 때도 잘 없다. 민서 군처럼 대놓고 왕따를 당하는 경우도 있지만, 왕따까지는 아니어도 친구 사이에 사소한 일로 다투거나 뜻이 잘 맞지 않아 상처를 주고받으면서 갈등을 겪는 경우가 더 흔하다. 학생의 시기는 학업만이 아니라 인간관계 역시 배우는 과정이다. 다른 사람의 입장에 서 본다든가, 자기 스스로를 희생하면서

다른 사람을 배려한다든가 하는 고차원적 인간관계의 기술
들이 학생들에게는 몸에 밴 것이 아니기에 상처와 갈등을
통해 자신의 것으로 배우기 전까지는 바로 옆에 있는 가까
운 이들에게 또 다른 아픔을 줄 수가 있다.

　마지막으로 학생들이 스트레스를 받는 흔한 영역은 가정
이다. 가정은 본래의 의미로 볼 때에는 지친 몸과 마음을
쉬고, 따뜻하게 수용될 수 있는 곳이어야 한다. 그러나 현
실은 그리 달콤하지 않다. 학생의 시기에 대부분의 사람들
은 가정에서 피동적인 위치를 갖고 있다. 그렇기에 부모님
에게 문제가 있다면 그것이 기영 군의 아버지처럼 정신적
인 문제(알코올 의존)이건, 아니면 암이나 심한 당뇨처럼 육
체적인 문제이건 간에 걸러지지 않은 상태 그대로 학생에
게 전달되기 쉽다. 성인이라면 그나마 자신의 문제와 다른
가족 구성원의 문제를 어느 정도 거리를 두고 볼 수 있지만
(물론 성인이라도 그게 그리 쉬운 일은 아니다) 학생의 시기에
는 가족의 문제가 바로 자기 문제가 된다. 스스로 해결할
수 있는 방법조차 지극히 제한적이기에 학생들은 더 고통
을 느낀다. 주요 우울증으로 가는 주요한 정신 역동 중 하

나가 스스로의 힘으로 아무 것도 할 수 없다는 무조감(helplessness)이라고 한다. 학생의 시기야말로 내가 아무 것도 할 수 없다는 무기력감에 빠지기 쉬운 시기이다. 도현 군의 이야기는 요새처럼 이혼이 흔해진 시기에는 도처에 널려 있다시피 하다. 자신이 할 수 있는 것은 아무 것도 없으면서 청소년기의 학생들은 이 모든 일에 자신의 책임이 있다고 생각하기 쉽다. 그렇기에 부모님의 이혼도 그분들만의 문제로 보기보다는 자기 잘못의 연장선으로 받아들인다. 설령 그것이 일부는 사실이라 하더라도 부모님은 그들만의 문제를 갖고 있는 별개의 인격체인데 거기까지 생각하는 힘이 부족한 학생들은 깨어진 가정을 받아들이는 게 너무 버겁고 아프다.

선생님들의 스트레스

선생님 ① : 관계가 힘든 김 선생님

요즘 김 선생님은 학교가 아닌 다른 대안으로서의 삶이

있다면 과연 무엇일까 심각하게 고민에 빠져 있다. 학생들을 사랑하기에 가르치는 직업을 선택했고 지금까지 십여 년 넘게 교사로서의 삶을 살아왔지만 최근 일들은 김 선생님을 너무 지치게 한다. 천성적으로 사람을 좋아하는 김 선생님이기에 인간관계만큼은 문제없다 생각했었는데, 학교에서 부딪히는 관계들이 김 선생님에게 버겁게 느껴지기 시작한 것이다. 선생님으로서 가장 중요한 영역인 학생들과의 관계부터도 그렇다. 학생들은 언젠가부터 수업 시간에 김 선생님의 수업 내용에 집중하기보다 자기가 갖고 온 문제집을 들여다보는 모습이 흔해졌다. 김 선생님은 스승이 되고 싶었는데 학생들은 시험에 나올 문제들만 족집게처럼 뽑아주는 '가르치는 기계'를 원하는 모양이었다. 어려운 내용을 심혈을 기울여 설명할라치면, 한 녀석이 '학원에서는 다르게 말하던데요~' 하면서 김을 빼 놓는다. 그 정도만 해도 다행이다. 담임을 맡은 반의 모 학생 생각이 떠오르면 가슴이 무너진다. 워낙 말썽 피우는 걸로 소문이 난 학생이었지만 잘 타일러서 올바른 길에 들게 하고자 애를 썼었다. 그런데 그 학생은 선생님이 아니라 길가에 다니는 아저씨 누구에게 그런 말을 하더라도 뒤통수 맞기 딱 좋은 무례한 말들과 행동으로 속을 뒤집어 놓았다. 하도 기가 막혀서 부모님을 모시고 오랬더니 바빠서 학교에 나올 시간이 없다고(자기 자녀의 문제보다 더 바쁜 문제가 두 달이나 지속됐다는데 그게 무엇인지 정말 궁금하다) 차일피일 미루다가 결국 나타나서는 학교에서 제대로 못 가르치니까 이렇게 되는 것 아니냐고, 모든 문제를 아이 편에 전해들은 대로만 보면서 성질을 내고 갔다. 예전에는 이렇게 마음이 힘들고 지치면 동병상련이라고, 동료 교사들과 함께 어울리며 속을 풀곤 했는데 그것도 이제는 쉽지 않다. 김 선생님이 근무하는 학교는 사립학교이다 보니 교원 변동이 별로 없고 같은 멤버가 쭉 유지되는 편이었다. 2~3년 전 사소한 일이 불씨가 되어 편이 나뉜 뒤로는 '다른 편' 선생님과는 무슨 얘기를 해도 불편했다.

선생님 ② : 업무가 힘든 오 선생님

오 선생님은 아침에 눈 떠서 학교에 갈 생각을 하면 벌써부터 숨이 막히고 가슴이 답답하다. 오 선생님은 음악 선생님이다. 자신은 여고 시절에 음악 시간을 통해 메마른 광야의 쉴만한 물가 같은 경험을 했었기에, 시대가 달라졌다고 해도 아이들에게 그런 역할을 해주는 음악 선생님이 되고 싶었다. 그렇지만 시간이 갈수록 현실은 냉정했다. 주요 교과목이 아닌 음악 시간에는 대놓고 엎드려 잠자는 학생들이 한둘이 아니었다. 유난히 심한 반이 있어서 왜 그런가 보았더니, 음악 시간 다음이 중요 과목인 영어 시간이어서 그렇다는 거였다. 그렇지 않아도 영어 선생님은 사사건건 눈에 거슬리는 모습이 많은 사람이어서 기분이 더 언짢았다. 중요 교과를 담당하고 있으면 저절로 중요한 사람이 된다고 생각하는 건지 교사들이 모여서 의견을 나눌 일이 있을 때마다 큰 목소리를 내는 게 마음에 들지 않았다. 얼마 전에는 친하게 지내는 가사 과목 여선생이 눈물을 흘리며 자기 사정을 하소연하는데 남일 같지가 않았다. 행정적인 실수를 저질렀는데 그걸 발견한 교육청에서 의도적인 조작 아니냐며 날을 세우고 확인을 해오는데 너무 무섭고 당황했다는 얘기였다. 그렇잖아도 학교 선생님하면 공무원과 다름없는 철밥통으로 취급당하는 게 싫고, 처음에 선생님이 되고자 했을 때 오 선생님이 품었던 교사로서의 열정과 순수함을 깡그리 무시당하는 게 마음이 아팠던 터이다.

"평생 먹고 살 수 있는 자리 하나는 확보했지 않은가. 무슨 소리를 하더라도 그건 배부른 불평이요, 실업자가 널린 이 시대에 – 임용 고사가 예전 사법 고시 통과하는 것과 맞먹는 시대에 늘어놓는 사치스러운 투정이다."라는 차가운 반응에 부딪히면 기가 죽어서 아무 말도 할 수가 없다. 간호사이면서 보건교사인 안 선생님도 함께 모일 때면 언제나 걱정과 부담으로 가득해 보인다. 건강과 관련되면 모두 보건교사의 책임이 되는 현실에 수백 명 학생을 양호실에서 돌보는 것만으로도 모자라 정수기 청소 확인과 신종플루 대비 때문에 지난겨울 체중이 다 빠질 지경이었다고 하니 안타까운 마음이 들지만, 학교 관리를 하는 분들에게 괜히 찍히기라도 하면 안 된다는 생각에 섣불리 "그건 지나치게 상식을 벗어나는 요구잖아요, 안 선생님이 도무지 다 할 수도 없는 일들이구만." 이렇게 맞장구를 칠 수도 없었다.

선생님 ③ : 자기 삶이 힘든 박 선생님

박 선생님은 고등학교 수학 선생님이다. 다른 선생님들은 학교에서 지내는 시간이 힘들고 퇴근할 시간이 손꼽아 기다려진다고 하지만 박 선생님은 그나마 학교에서 지내는 시간이 숨 돌리는 시간이다. 박 선생님의 아내는 교사였지만 지금은 전업 주부로 지낸다. 같은 학교에서 만나 주변 시선 의식해 가며 적당히 스릴 넘치는 연애 기간 끝에 결혼해서 행복하게 잘 지내왔다. 아들딸을 하나씩 낳은 뒤 장모님이 아이들을 봐 주시기로 하고 아내가 교직으로 복귀할 때까지만 해도 아무런 문제가 없을 듯 했다. 그러나 아들이 유치원에 다니기 시작하고, 너무도 부산스러운 행동 때문에 문제가 있는 건 아닌지 여러 차례 얘기가 들어오고, 결국은 신경정신과에서 주의력 결핍 과잉 행동 증후군으로 진단을 받고 하는 과정을 거치면서 박 선생님의 삶은 흔들리기 시작했다. 아들은 지금 중학생이 되었지만 여전히 학교생활에 적응을 잘 하지 못하고 걸핏하면 충동적이고 난폭한 행동 때문에 문제가 되었다. 아내는 아이가 초등학교 저학년일 때 아이의 치료 과정을 챙기기 위해 다니던 학교를 그만둔 뒤 결국은 학교로 복귀하지 못했다. 한편으로는

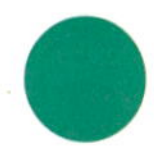
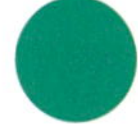

양육에 지나친 부담을 느끼면서 전적으로 아이들에게만 매달리는 게 딱해 보이기도 하지만, 그렇다고 자신이 끼어들 처지도 아닐 것 같아 그냥 두고 있는 상황이었다. 그러면서도 자꾸 아내가 주부로서의 삶에 머물러 있다는 사실에 신경이 쓰이는 것은 인정하고 싶지는 않지만 함께 맞벌이를 하는 가정에 비해 소득 격차가 많이 나고 있다는 현실을 직면할 때였다. 비슷한 또래의 자녀를 둔 다른 선생님들 가운데에는 부부 교사가 꽤 있어서, 아이들에게 원하는 과외도 마음껏 시키고 가족 여행도 자주 다니고 하는 모양이 은근히 부러웠다. 거기다가 그 집 아들은 박 선생님의 골칫거리 큰아들과는 달리 제법 공부를 잘 하는 편이라서 자녀 이야기가 나올 때면 전교 석차 이야기를 들먹거리는 데 속이 좋지 않았다. 상황을 잘 모르는 외부 사람들은 학교 선생님이면 당연히 자녀들도 공부를 잘 시켜서 성적도 좋고 바른 생활 학생들일 거라고 보는데 그런 기대감을 한 방에 부숴버리는 아들을 생각하면 속이 상했다. 아들은 아들대로 사춘기에 접어들었는지 아버지는 선생님이면서도 왜 자기를 충분히 이해해 주지 못하느냐고 대드는데 열이 오르면서도 갑자기 외로운 마음이 드는, 스스로도 설명할 수 없는 묘한 감정이 치밀었다.

　'선생님'은 우리나라 고교생이 장래 희망하는 직업으로 꼽힌다(2006년, 초중고교 교사 희망 33.4%). 이렇듯 선망의 대상인 직업이지만 선생님들이라고 스트레스가 없을까. 기대감이 클수록 실망감도 커지듯, 선생님이 되기 어렵고 힘들수록 '목표를 성취한' 선생님들이 느끼는 스트레스도 커진다.
　선생님들이 힘들게 느끼는 영역은 앞의 사례에서 보듯 대략 세 부분으로 나눌 수 있다. 첫 부분은 김 선생님의 예에서 보듯 관계의 스트레스이다. 선생님들이 경험하는 관계는 학생, 학부모, 동료 교사들 사이에서 이루어지는 관계이다. 선생님들은 힘들다. 수업만 열심히 잘 하면 되는 시대는 예전에 지나갔다. 수준 차가 다양한 아이들을 대상으로 주어진 시간 동안에 최선을 다해 전달해야 하지만 그게 말처럼 그렇게 쉬운 일이 아니다. 나름대로 열심히 수업 준비를 해 가면 교실에서 아이들이 졸고 있는 모습과 부딪힌다.
　새벽부터 밤까지 학원으로 독서실로 돌면서 지내는 아이

들의 생활을 뻔히 알고 있기에 오죽 피곤하면 저럴까 안쓰럽긴 하다. 그러나 허공에 맴돌다 사라지는 것 같은 자신의 목소리가 마음 아프다. 학생 지도 역시 힘들다. 조금만 소홀하면 무관심하다 하고, 조금만 관심을 기울이면 다른 아이들이 편애한다고 시샘을 부린다. 요새 선생님들은 학생들의 눈치도 봐야 하고, 학부모들의 눈치도 봐야 한다. 학부모 상담도 조심해서 잘 해야지 작은 실수라도 했다가는 뒷말이 나기 쉽다는 생각에 살얼음판을 걷는 듯하다. 동료들과의 관계도 그리 쉽지 않다. 자신의 문제를 마음 놓고 나눌 수 있는 사람들이 별로 없고, 때로는 동료 교사들과의 관계가 다른 누구와의 관계보다도 부담스러울 때가 있다.

사례의 김 선생님처럼 사립학교라는 특수한 환경이라면 더 그렇다. 기질적으로든, 업무 스타일로든, 사람을 대하는 태도의 문제로든 서로 어긋날 수 있는 게 사람인데, 이를 회복하기 위해서는 한 발짝 물러설 수 있는 물리적·심리적 공간이 필요하다. 그런데 교원 이동 없이 계속 같은 공간에서 지속적으로 부딪힌다면 관계의 회복을 기대하기보다는 덧난 상처를 또 건드리는 상황이 되기 쉽다.

다음으로 생각해 볼 수 있는 스트레스 영역은 오 선생님과 같은 업무의 문제이다. 2010년 2월 중앙일보에 실린 '교사가 학원 강사에 졌다'는 기사는 적지 않은 파장을 일으켰다. 한국교육개발원(KEDI)의 '고교생 학업 생활과 문화 연구 조사' 보고서를 인용한 기사는 교과 전문성, 수업 충실성, 인성 교육 등 14개 항목 모두에서 강사가 교사보다 높은 점수를 받았다는 내용을 전했다. 물론 이 내용에 대한 반론은 여러 가지로 나올 수 있다. 하지만 여기서 이 이야기를 꺼내는 것은 학교 선생님들이 잘 하나 못 하나를 따지려는 게 아니다. 이런 소리까지 들으면서 교육 현장에 임해야 하는 선생님들의 스트레스가 매우 크다는 사실이다. 게다가 선생님들의 업무가 수업 시간에만 국한되지 않는다. 선생님이 되려고 했을 때에는 학생들에게 가르치는 일만 생각했지 그 외의 일과들이 이렇게까지 많으리라고는 생각조차 못했었다. 수업보다 행정 업무가 더 커 보일 때도 있다. 그렇다고 힘들다는 소리를 하기에는 주변의 눈치가 너무 보인다.

마지막으로 스트레스를 경험하기 쉬운 영역은 자신의 힘

든 삶이 나의 직업에까지 영향을 미치는 그 자리이다. 선생님이라고 해서 집에서까지 선생님은 아니다. 박 선생님처럼 교사 가정 안에도 경제적인 문제가 있고, 다른 집과의 비교가 있고, 아픈 사람이 있고, 말 못할 고민들이 있다. 그러면서도 외부에서는 선생님이라는 그 자리 때문에 힘든 내색을 하지 못하기 쉽다. 선생님은 고민거리를 들고 오기보다는 그 고민거리를 항상 받아 주는 입장에 있어야 한다. 언제나 수용하는 위치에 있어야 한다는 것은 그 자리에 있어보지 않으면 알 수 없는 큰 부담감으로 작용한다. 선생님이니까 잘 해내야지(혹은 잘 해내겠지) 하는 기대는 외부에서부터 오기도 하고 내면으로부터 오기도 한다. 내용을 잘 모르는 다른 사람들이 "선생님이니까 이 정도는 당연히…?"하면서 주는 부담을 느낄 수도 있고, 스스로에게 "선생님이니까 이 정도는 해야지!"하면서 얹어주는 압박을 경험할 수도 있다. 그렇지만 선생님이라 해도 힘든 건 힘들다. 나 혼자 힘들지 않다고 당연히 버텨내야 한다고 생각한다 해서 힘든 게 사라지는 게 아니니까, 괜찮은 척 할수록 마음속에서는 버거운 느낌이 커질 수 있다.

학생들과 선생님들 모두에게, 스트레스 해소를 위하여

스트레스는 본래 물리학 용어로 외부에서 주어지는 힘 또는 압력을 의미한다. 분명히 짚고 넘어가야 할 것은 스트레스가 결코 부정적인 용어만은 아니란 사실이다. 물론 극도의 스트레스는 병이나 죽음을 초래하지만 적당한 양의 스트레스는 성장이나 동기에 필요하다. 학생 시절을 보냈던 사람이라면 누구나 동의하겠지만, 시험을 보지 않는다고 하면 공부를 그렇게까지 열심히 할 리가 없다. 그래서 학교에서의 스트레스는 학생과 선생님 모두에게 양날의 칼과 같다. 스트레스가 있어야 학생은 공부를 하고, 선생님은 적당히 긴장감 있는 생활을 유지한다. 그렇지만 스트레스도 정도가 지나치면 자칫 심각한 병의 원인이 될 수 있다. 여기서는 이렇게 양면성을 가진 스트레스를 학교라는 상황에서 최대한 잘 다루는 방법을 소개하려고 한다.

스트레스 다루기의 첫 단계로 가장 먼저 알아야 할 것은 무력감이다. 내가 아무리 노력해도 전혀 달라지지 않는다는 무력감이 사람을 가장 우울하고 힘들게 만든다는 얘기

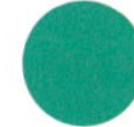

를 앞에서 했었다. 내가 노력해서 달라질 것 같으면 힘들어도 버틸 수 있다. 그렇지만 애를 쓴다고 해도 꿈쩍 하지 않는 상황으로 보인다면 무력해지고, 그 무력감이 사람의 진을 빼 놓는다. 학생의 시기는 무력감이 극대화되는 시기이다. 내가 하고 싶은 대로 다 할 수 없기 때문이다. 선생님도 잘못하면 무력감에 시달릴 수 있다. 내가 꿈꾸어 왔던 것과 현실이 너무 다른데, 내가 뭘 어떻게 한다고 해서 이 현실이 달라지지 않는다고 보이기 때문이다. 무력감을 이겨내는 첫 단추는, 학생이든 선생님이든 경험하는 스트레스가 아무리 심하다 할지라도 이를 자신이 다룰 수 있다는 사실을 기억하는 것이다. 스스로를 스트레스의 희생양으로 보면서, 내가 할 수 있는 거라곤 고통스러워하는 것밖엔 없다고 느꼈을 학생이나 선생님에겐 어리둥절한 얘기일지도 모르겠다. 그렇지만 스트레스 다스리기는 분명 가능하다.

한순간에 쉽게 되는 게 아니고, 연습과 노력이 필요해서 그렇지 가능한 것만큼은 사실이다. 생각해 보면 쉽게 되는 게 어디 있는가. 열심히 걸어 다니는 오늘의 우리 모습을 보면 아무런 노력을 기울이지 않고 걷는 것처럼 보이지만,

어린 아기가 처음 걷기를 시작할 때에는 수백 번 이상 넘어지는 과정을 통해 배워야 하는 게 걷기였다.

그 다음으로 스트레스를 다루기 위해 알아야 할 것은, 스트레스 그 자체를 없애는 방법이란 적어도 이 땅에는 없다는 현실이다. 학생이 공부나 가정환경 때문에 어렵다고 해도, 선생님이 냉정한 사회의 시선과 과중한 업무 때문에 지친다고 해도, 이 모든 어려움을 한 방에 날려줄 요술 지팡이란 존재하지 않는다. 이런 꿈을 꾸면서 기다린다면 마음이 여유로워지는 게 아니라 반대로 현실의 차가움 때문에 더 지치기 쉽다. 그렇다면 어떻게 해야 할까. 우리는 비록 스트레스를 없앨 수는 없지만, 이를 받아들이는 개인의 생각이나 마음을 변화시켜 좀 더 여유롭게 대처할 수 있는 방법들을 찾아볼 수 있다.

스트레스 극복의 기본 원칙은 자신이 스트레스를 받을 수 있는 존재임을 인정하면서 그와 동시에 스트레스가 유익할 수도 있다는 사실을 받아들이는 것이다. 학생이라면 자신이 불안하고 힘들다는 걸 받아들이자. 선생님이라면 자신역시 인간이며 긴장과 불안을 통해 새로운 것을 배울 때가

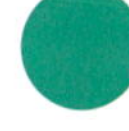

되었음을 인정하자. 스트레스 상황 하에서 겪는 혼란과 어려움은 정상적인 반응이며 분명 나에게 도움 되는 부분이 있다. 걱정이 태산같이 느껴지면서 가슴이 뛰고 머리가 띵하다면, 우리의 신체가 행동 개시를 앞두고 준비 태세에 들어섰다는 신호를 보내는 중이다. 몸과 마음을 통해 스트레스의 신호를 감지했을 때 당황하지 말자. 어쩔 줄 몰라 하면서 이런 증상들을 무시하려고 하거나 '정상화' 시키려고 하다보면 불안은 더 심해질 수밖에 없다. 특히 선생님들 같은 경우에는 괜찮은 척, 힘들지 않은 척, 모범이 되는 척 해야 한다는 부담감 때문에 스트레스 신호를 무시하려 들기 쉽다. 그런 마음이 들수록 스트레스를 대면하여 충분히 온몸으로 힘든 상태임을 경험하는 게 오히려 낫다. 걱정이 되는 상황에서는 차분한 게 정상이 아니라 약간 긴장되고 초조한 마음을 느끼는 게 정상이다. 긴장할 때 우리 몸은 스트레스 호르몬을 분비하면서 나름 최선을 발휘할 수 있도록 스스로 효율성을 높이고 있다. 나도 모르는 새 그런 노력을 하고 있는 자신을 기특하게 여길 필요가 있다.

스트레스를 다루기 위해 그 다음으로 생각해 봐야 할 부분은 시간 관리이다. 학생이나 선생님만큼 시간에 좌우되는 삶을 사는 이들도 없다. 쉽지 않은 영역이지만, 그럴수록 시간 관리를 잘해야 한다. 학생도 선생님도 미루는 동안 느끼는 스트레스가 더 크다는 사실은 인정할 것이다. 당장 맞부딪힌 일이 심각하고 중대한 일이어서라기 보다, 단순히 시간에 쫓기기 때문에 경험하는 스트레스가 더 크다. 어차피 해야 할 일이라면 먼저 하자. 그런데 무엇을 먼저 해야 할까. 이를 결정하기 위해서는 우선순위를 명확히 해야 한다. 급한 것이 아니라 중요한 것을 먼저 하라는 말은 시간이 흘러도 변하지 않는 절대 법칙이다. 물론 선생님이든 학생이든 누구에게나 적용 가능한 법칙이기도 하다. 주어진 시간 동안 이루어야 할 계획과 행동, 임무를 명확히 하자. 내가 무엇 때문에 지금 여기에 서 있는가를 점검해 보아야 한다. 더 큰 스트레스를 위해서는 작은 스트레스를 참을 수 있는 게 사람 마음이다. 학생이라면 내가 무엇을 목표로 공부하고 있는지 점검하는 과정이 당장 시간을 들여 힘든 공부를 하는 데 도움을 줄 것이다. 선생님이라면 내가 왜 선생님으로서의 삶을 선택했는지 돌아보는 것이 나날의 힘든 업무를 수행하는 데 힘을 얻게 할 수 있다.

스트레스를 다루기 위해 결정해야 할 것 중 하나는 어떤 식으로 스트레스가 되는 상황에 접근할 것인가? 이다. 내가 부딪친 상황을 바꿀 수 있을 것인가? 그렇다면 상황을 바꾸자. 그러나 다른 사람의 성격을 바꾸는 것 같은 일은 너무 어렵다. 바꿀 수 없다면 빨리 포기하는 게 백배 낫다. 상대를 바꿀 수 없다면 자신을 바꾸자. 자신을 그 스트레스 원인에 적응시키려고 노력해야 한다. 지혜란 이 두 가지에 대한 구분을 명확히 하는 것이다. 학생이 시험 때문에 스트레스를 받을 때, 그 상황을 내가 바꿀 수 없음이 명확하다면 받아들이는 쪽으로 마음을 돌리는 게 스스로를 위해 훨씬 낫다. 내가 상황을 바꿀 수 있다고 한다면 기껏해야 도망쳐서 시험을 피하는 방법 정도일 텐데, 학교를 마음대로 빼먹은 뒤에 치러야 할 대가는 시험을 잘 못 봐서 느끼는 스트레스와 비교할 수 없을 정도로 크다. 상대적으로 작은 스트레스를 택한다면 되던 안 되던 주어진 시험을 보는 수밖에 없다. 선생님이 학생들에게 치여서 스트레스를 받을 때, 내가 학생들을 변화시킬 수 있는 방법이 있다면 최선을 다해 노력해 볼 수 있다. 그렇지만 학생들이 제 나름대로의 고집을 가지고 말 안 듣기로 작정한 애들처럼 말썽을 피우고 있다면 내가 할 수 있는 노력의 한계를 벗어난 상황일 수도 있다. 100점짜리 선생님이 될 수 없다면 잠시 그 상황과 씨름하는 데서 물러서서 자신을 먼저 추스르자. 노력해 보지도 않고 꼬리부터 빼는 것은 안 되겠지만, 행복한 선생님만이 행복한 학생들을 만들 수 있다.

또한 학생과 선생님 모두에게 공통적으로 적용되는 스트레스 해소의 비결이 있다. 남들이 보기엔 어떻게 보일지 몰라도 자신만의 스트레스 해소 방법이라고 꼽을 수 있는 게 있어야만 한다. 어떤 사람에게는 적당한 운동이 그 방법일 수 있다. 또 다른 사람에게는 좋아하는 음악에 푹 빠지는 것이, 또 어떤 사람에게는 사우나에서 땀을 빼는 게 방법이 된다. 누군가에게는 기도하면서 신앙생활을 하는 게 방법이 되고, 누군가에게는 마음 맞는 사람들과 나누는 깊이 있는 대화가 방법이 된다. 어떤 형태라도 "나는 이렇게 하면 스트레스가 풀리더라."하는 통로를 갖고 있어야 그게 그 사람의 삶이 제대로 돌아가게 만드는 활력소 역할을 할 수 있다. 물론 그 방법은 길게 볼 때 그 사람의 뒤통수를 치는 자충수가 되어서는 안 될 것이다. 예를 들어 선생님이 동료들과 어울려 술 한 잔을 하는 걸로 스트레스를 풀 수는 있겠지만 지나치게 술독에 빠짐으로써 더 큰 스트레스가 된다면 그것은 해결책이 아닌 문젯거리가 된다. 학생이라면 잠깐 게임을 하면서 즐거움을 느끼면 좋겠지만 지나친 게임 중독에 빠져 그게 더 자신에게 고통을 가져다주는 원인으로 작용한다면 스트레스 해결의 수단이 아닌 더 깊은 스트레스의 제공원이 됨을 알아야 한다.

마지막으로, 역시 쉽게 되는 건 아니지만 생각하는 습관을 바꾸어 보는 노력을 권하고 싶다. 생각하는 것도 하나의 습관이기 때문에 고치는 게 어렵긴 하지만 불가능한 것은 아니다. 긍정적인 생각은 스트레스를 극복하는 데 큰 도움이 된다. 나도 실수를 저지를 수 있는 평범한 사람이라는 사실을 받아들이자. 이는 선생님들에게 더 중요한 이야기이다. 선생님들이 스스로에게 거는 기대 때문에 더 부담을 느낀다는 설명을 했었다. 너무 잘 하려고 하는 사람들일수록 더 쉽게 지치고 스트레스를 못 견뎌 중도에 포기할 가능성이 높아진다. 잘 해야만 한다는 강박에서 벗어날 때 스트레스로부터도 자유로워질 수 있다. 멋진 선생님, 훌륭한 선생님이기 이전에 상처 받을 수도 있고 실수할 수도 있는 연약한 존재이다. 하지만 그렇기에 더욱 내 장점이 빛날 수 있다. 긍정적인 생각의 힘은 학생이라고 다르지 않다. 안 된다고 생각하면 더 안 되는 법이다. 학생 때만큼 실패와 좌절을 통해 배우는 게 마음껏 허락되어 있는 시기가 없다. 학생으로 있는 기간은 짧지 않지만 그렇다고 해서 평생 학생으로 있을 수도 없다. 학생으로 지내는 기간을 잘 버텨내기 위해서 뿐 아니라 진짜 세상 속에 나가서 더 잘 이겨내기 위해서 지금 당장 생각의 습관을 바꾸는 연습을 시작하였으면 한다.

사례에 대한 조언

김 선생님은 앞에서 설명했던 것처럼 내가 왜 이 자리에 서 있게 되었는지 돌아보시면 좋겠습니다. 학생들과의 관계도, 학부모님들과의 관계도, 동료 교사들과의 관계도 당연히 많이 힘들고 어렵게 느껴지시겠지요. 그렇지만 힘든 그 와중에도 관계 자체에서 벗어나기보다는 그 관계에 임하는 나를 돌아보는 마음은 놓치

지 않으셨으면 합니다. 김 선생님이야말로 무력감을 '내가 뭔가 할 수 있음'으로 바꾸는 노력이 필요하실 거라고 생각합니다. 정말 선생님께서 위치한 다양한 관계 안에 할 수 있는 것이 전혀 없을까요? 당장은 막막하고 달라질 게 없으리라 생각되어도, 하기 힘든 것과 하지 않는 것은 다르다고 하니까요. 받아주는 쪽에서 변화가 없다 하더라도 선생님께서 나로서는 해 볼 것을 다 해 봤다 하는 경험을 갖는 자체가 선생님께서 이 상황의 주도권을 다시 잡는 데 도움을 줄 수 있을 거예요. 또한 김 선생님께서는 나 역시 인간관계에서 상처 받을 수 있는 존재임을 기억하셨으면 합니다. 제 아무리 인간관계의 도사라 하더라도 반복되는 일상 속에서 매번 훌륭한 관계를 맺어 내기란 쉬운 일이 아니니까요. 내가 그 사이 힘들만 했다, 하고 스스로를 긍휼히 여기실 수 있다면 좋겠습니다.

오 선생님께서는 학생들에 대한 열의가 아직 살아있기 때문에 그만큼 답답함을 느끼실 수도 있다는 점에서 긍정적으로 보는 시각이 열리면 좋겠습니다. 업무가 많이 과중하고 힘들게 느껴질 텐데, 그럼에도 학생들에 대해서 미리 다 포기하고 '너네는 너네 마음대로 해라 나는 그냥 편하게 갈란다~' 이렇게 나오시지 않은 게 그 증거지요. 오 선생님께서는 여고 시절 빡빡한 일상 속에서 음악 수업이 오아시스처럼 느껴졌다고 하셨는데, 지금의 삶에서는 어떤 영역이 숨 쉴 공간을 마련해 주고 있는가 묻고 싶어요. 앞서 드린 설명처럼, 단순한 것이든 복잡한 것이든 오 선생님만의 쉼터가 있어야 계속 앞으로 나갈 수 있거든요. 다른 사람들에게는 쉬어야 한다고 강조하면서 자신은 못 쉬기 쉬운 게 선생님이란 직업이랍니다. 그러니 쉼에도 노력이 필요하지요. 무조건 낮잠 잔다고 쉬는 게 아님을 잘 아실 겁니다. 그러니 오 선생님께서는 학교생활 이외에도 본인이 기쁨을 느낄 수 있는 그 영역을 꼭 찾으셔서 놓치지 않으셨으면 좋겠습니다. 한 발짝 물러서서 몸담은 학교의 업무들을 바라본다면 다른 시각으로 볼 수 있는 기회가 생길 수 있습니다. 설령 똑같은 상황에 달라진 것 하나 없어 보이는 경우라 하더라도 잠시 짬을 내서 원기를 회복하고 돌아온 선생님께는 한결 부담이 덜어지게 느껴질 수 있을 테니까요.

　삶이 힘든 박 선생님께는 뭐라 드릴 말씀이 없지만... 굳이 드린다면 정말 힘드셨겠군요, 하는 위로의 말씀은 드리고 싶네요. 아픈 사람의 가족이 되어보기 전까지는 아프다는 게 어떤 건지 실감이 안 나는 법입니다. 뚜렷하게 눈에 보이는 병도 걱정스럽지만, 아들이 갖고 있는 주의력 결핍 장애 같은 경우는 병이라고 생각하기가 어려울 만큼 생활 속에 녹아들어 있는 모양으로 나타나기 때문에 더 골치가 아픕니다. 그럼에도 불구하고 학교에서 지내는 시간을 열심히 채우고 계시는 모습은 존경스럽습니다.

　박 선생님께는 앞서 말씀드린 내용들 가운데 '내가 바꿀 수 있는 것과 내가 바꿀 수 없는 것의 구별'을 떠올려 보시기를 권해 드리고 싶네요. 아들의 문제는 내가 바꿀 수 있는 게 아니죠. 마음 아픈 일이지만 사실입니다. 가정 경제의 문제는 한편으로는 내가 바꿀 수 없는 부분도 있지만(자신의 봉급을 스스로 높일 수는 없으니까) 아내와 의논하여 방법을 찾아 볼 수 있는 부분도 있습니다(가정 경제 때문에 느끼는 부담감을 상의하여, 부인께서 자녀들이 학교에 간 시간을 이용해 시간제로 일하시거나 재택근무를 하시거나 하는 방법을 찾아 볼 수 있겠죠. 바로 일을 시작하지는 못하더라도 최소한 박 선생님이 느끼는 심정적 어려움을 공감하실 수는 있을 겁니다). 힘들수록 긍정적인 시각을 위해 노력하는 것도 놓치지 않으셨으면 합니다. 상황이 어려울수록 긍정적으로 보기란 더 어려워지지만, 내 눈에 보이는 현실이 나의 어두운 시선 때문에 더 심각해 보일 수도 있겠구나! 이 정도까지만 생각할 수 있어도 절반은 성공입니다. 눈에 보이는 절망적 현실이 다 진짜인 것처럼 믿어버린다면 문제가 더 커지기 때문이지요.

주부 스트레스

박용천
한양대학교 구리병원
신경정신과 교수

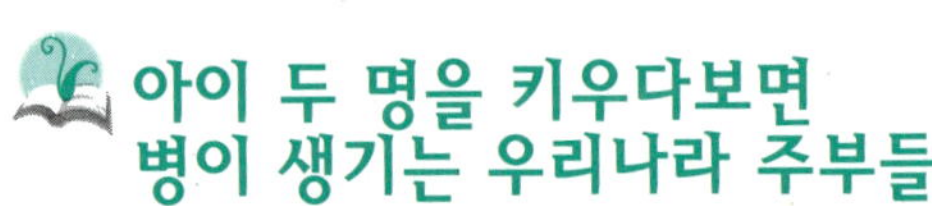

아이 두 명을 키우다보면 병이 생기는 우리나라 주부들

얼마 전 한국에서 EMDR(교통사고나 강도 등 정신적 외상을 당했을 때 약을 사용하지 않고 눈을 움직이며 외상 후 스트레스 장애를 치료하는 최신 치료방법인데 외국의 연자를 초빙하여 국내의 정신과 전문의들에게 보급하고 있다)이라는 치료법에 대한 워크숍을 진행하던 중의 일이었다. 실습시간에는 수련생이 환자 역할을 하며 실습을 하게 된다. 마침 임신 중인 한 수련생이 갖고 있는 걱정의 주제가 자신의 두 번째 출산에 대한 것이었다. 그 걱정에 대해 긍정적인 상상을 하며 정서적 지지를 해주어야 할 상황

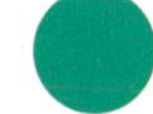

이었다. 한국인 강사는 둘째의 출산이라는 걱정에 대해 딱히 안심할만한 대비책을 상상하도록 할 수가 없었는데, 프랑스 출신의 강사는 둘째 아이도 첫째처럼 무사히 출산을 하여 잘 키우게 될 상황을 예상할 것을 권하였다.

그런데 우리나라 현실에서 아이 둘을 엄마가 혼자서 키운다는 것은 너무도 힘든 일이다. 그래서 한국인 강사는 프랑스 강사에게 이의를 제기하였다. "아이를 둘 키우면 대부분의 엄마들이 병이 난다. 그런데 아이를 잘 키울 것이라는 상상은 현실과 맞지 않는다."고 하며 우리나라에서 아이의 양육이 얼마나 힘든지를 설명하고 프랑스의 경우는 그렇지 않은지 물었다. 화제는 자연스럽게 아이의 양육으로 옮겨졌다. 프랑스에서도 아이를 키운다는 것은 힘든 일이긴 하지만 엄마가 병이 날 정도는 아니며, 만일 그렇다면 어떻게 아이를 키우겠느냐고 반문을 한다.

다른 문화권에 있는 사람으로부터 다른 시각으로 우리나라의 현실을 보니 전혀 새로운 부분이 보이기 시작했다. 우리는 그동안 우리의 사회생활에 익숙해져 늘 그러려니 했지만 이방인의 눈으로 보니 우리나라의 엄마들이 지나치게 완벽하게 아이를 키우려고 한다는 것이다.

실제로 우리나라의 현재 양육방식은 과거 우리의 전통과는 많이 다르다. 지금 우리와 비슷한 경우가 중국인데 중국에서는 그동안 아이 하나 갖기 운동을 했기 때문에 그 아이는 집에서 소황제로

군림하며 많은 부작용이 나타나고 있다. 우리나라에서 과거에는 아이가 5명이 넘는 경우가 많아 들에서 가축들을 방목하여 키우듯이 아이들이 알아서 저절로 자라게 내버려 둘 수밖에 없을 때도 있었다. 그러나 최근에는 아이들을 적게 낳다보니 대부분의 경우 아이가 둘밖에 되지 않아 모든 관심과 에너지를 아이들에게 집중하게 된다. 당장 먹을 것이 없어 아이를 돌볼 여유가 없는 것도 아니니 아이 하나에 모든 정성을 기울여 완벽하게 키우려고 한다. 조그마한 문제도 용납치 않고 철저히 키우려다보니 현실적으로 엄마들은 아이가 둘이 되면 병이 날 수밖에 없다.

공통적으로 우울증 환자들의 잘못된 신념 중의 하나가 "나는 완벽해야 한다" 이다. 우울증에서 해방되려면 이러한 신념이 바뀌어야 하는데 우리의 엄마들이 바로 우울증으로 가는 그러한 "완벽해야 한다"는 신념을 갖고 있으니 병이 생기는 것은 지극히 당연하다. 그 프랑스 강사가 정확히 진단을 한 것이다. 우리나라에서는 이러한 주부들의 심리를 이용하여 광고도 한다. "우리 아이에게는 최고의 것을 먹이고 싶다, 최선의 것을 해주고 싶다"라며 자사 제품이 최고의 것이니 그것을 아이에게 주라고 권유한다. 마치 그것을 사주지 않으면 아이에게 못할 짓을 한 엄마가 되는 것처럼 말이다.

완벽함의 추구는 두 가지 문제를 내포하고 있다.

첫째는 완벽함을 추구하는 것 자체가 분노를 억압할 때 나타나

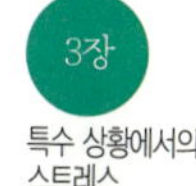
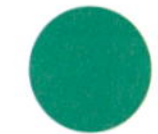

는 현상 중의 하나라는 것이다. 완벽이라는 것은 잠시라도 소홀하면 이루어질 수 없는 것이기 때문에 늘 그 생각을 머리에 떠올려야 한다. 그렇게 되면 분노를 생각할 여유가 없어지기 때문에 자연히 분노를 느낄 수 없게 된다. 화가 날 때 이런 식으로 화를 잠시 억압할 수 있는데 이것은 제대로 화를 내지 못하게 하는 임시 방편이라 불완전하다. 이렇게 억압된 화는 언제라도 배출구를 찾을 태세를 갖추게 된다.

둘째는 완벽함은 결코 이루질 수 있는 꿈이 아니기 때문에 필연적으로 좌절을 하게 된다. 이때 좌절을 하게 되면 화가 날 수밖에 없는데 이러한 화가 자기 자신으로 향한다. 결국 완벽하지 못함을 자기 잘못으로 돌리게 되면 밖으로 향하던 화살이 자신에게로 돌아와 자신을 비난하여 우울증에 빠지게 된다. 이렇듯 완벽함을 추구하는 것은 우울증과 직결되어 있다. 그래서 지금 우리나라에서와 같은 식으로 아이 둘을 키우다보면 우울증에 걸릴 수밖에 없다.

이렇게 우리나라 주부들의 우울증의 원인이 한 가지 드러났으니 이에 대한 해결책을 세워야 한다. 사실 아이를 키우는데 있어서는 대가족 제도가 유리한 면이 있다. 과거에는 이사를 할 때 이삿짐 센터라는 것이 없었다. 친척들이 와서 조금씩 도와주니 남을 부를 이유가 없었다. 그러나 핵가족 사회에서는 도와줄 사람이 없으니 지금처럼 이삿짐센터가 필수조건이 되었다.

아이 양육도 똑같은 상황이다. 대가족에서는 이모, 고모, 할머니, 자매 등 도와줄 사람이 많았다. 지금과 같은 현실에서는 물리적으로 친척들의 도움을 받기는 쉽지 않다. 그러나 이 분들의 경험은 공유할 수 있다. 인생 선배들의 얘기 중 틀리는 부분도 있겠지만 여러 가지 정보를 종합하면 그나마 시행착오를 줄일 수 있다. 그들도 자녀 양육에서 결코 완벽하지 않았다는 이야기를 들으면 조금이나마 위안이 될 것이다. 남들은 자식을 다들 잘 키우는 것 같은데 나만 못 키우는 것 같은 생각이 들면 그것은 내가 못 키우는 것이 아니라 자신의 해결되지 못한 다른 부정적인 열등감 때문일 가능성이 제일 크다. 왜냐하면 아이의 장래가 어떻게 될지 지금은 누구도 알 수 없기 때문이다.

친구에게는 다정해도 부모에게는 눈을 부라리는 아이들

부모와 자식 사이는 전생에 원수였다는 얘기가 있다. 얼마나 자식이 부모 속을 썩였으면 그런 말이 나왔겠는가? 지금 이 시간에도 자식 때문에 속이 시꺼멓게 타들어간 부모가 많을 것이다. 다른 건 몰라도 자식만큼은 부모 마음대로 안 된다는 것은 거의 정설에 가깝다. 부모가 가장 사랑하는 대상이 자식인데 자식 때문에 부모들이 이렇게 고생을 한다니 부모들이 무언가 단단히 잘못하지 않았나 하는 생각이 든다. 그런데 사실 부모들이 잘못해서이다. 부모들이 무엇을 잘못했는지 모르는

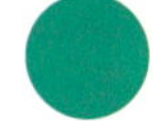
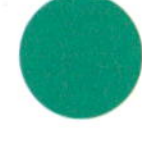

것 자체가 잘못이다. 그런데 이렇게 부모가 잘못했다는 이 말은 제삼자의 입장에서 공정하게 볼 때가 아니라 자식의 입장에서 볼 때 그렇다는 말이다.

특히 사리분별을 못하고 이해력이 모자라는 어린 아이의 입장에서 봤을 때 그렇다는 얘기다. 아무데서나 대소변을 보고 싶은데 부모가 말릴 때, 손가락을 빨고 있는데 그것을 못하게 할 때, 불량 식품을 사먹고 싶은데 부모가 못 먹게 야단칠 때, 놀고 싶은데 공부하라고 부모가 강요할 때, 이렇게 어린 아이는 즉각적인 만족을 취하고 싶은데 부모는 교육을 위해 아이의 욕구를 좌절시킨다. 이럴 때 아이들은 화가 난다. "아빠 미워, 엄마 미워." 하는 마음이 생긴다. 그렇지만 부모들은 이러한 아이의 마음보다는, 자신이 지치고 피곤해도 아이를 올바로 키워야 한다는 사명감으로 아이를 나무란다. 아이의 마음속에 원망과 적개심이 생긴다는 것은 아마도 상상조차 못할 것이다. 하지만 아이는 아직 철이 들기 전이라 즉각적인 만족만을 추구하는 일차과정의 사고를 한다. 그렇기 때문에 부모의 방해에 대해 분노만을 느낄 뿐이다. 좀 더 나이가 들어 만족을 지연시켜 더 나은 결과를 얻으려는 이차과정의 사고를 할 수 있어야 비로소 부모의 훈계를 이해하며 기존의 가치체계에 순응하게 된다. 이것이 성숙한 성인의 사고과정인데 이것은 사춘기라는 반항의 클라이맥스를 지나야 한다.

즉, 성인이 되기 전에는 부모의 훈계를 이해할 수 없다는 얘기다. 그러면 어린아이들이 부모의 말을 듣는 이유는 무엇일까? 부모들은 우리 아이가 착해서라고 생각한다. 그러나 사실은 부모에 의존하기 때문이다. 좀 더 직접적으로 말하면 부모에게 신세를 져서 의식주를 해결해야 하기 때문에 무조건 부모에게 순종하는 것이다(조심할 것은 이러한 설명은 모두 무의식에서 일어나는 일일 뿐이고, 아이의 의식에서는 부모가 좋기 때문이라고 생각한다는 사실을 잊지 말아야 한다. 절대로 아이의 무의식을 따지며 '네 속이 그렇다는 것을 내가 안다' 라는 식으로 대하면 곤란하다). 이렇게 부모에게 의식주를 신세지던 아이가 육체적으로 성장하여 부모가 없더라도 어디 가서 아르바이트라도 해서 먹고 살 정도가 되면 서서히 반항이 시작된다. 자기주장을 하기 시작한다는 얘기다.

 친구와 전화를 할 때는 고양이 소리를 내며 다정히 말하던 아이가 엄마가 얘기 하면 갑자기 헐크로 돌변하여 눈을 부라리고 덤벼드는 경우를 많이 본다. 자기가 잘못하는 것은 모두 부모 탓이라고 하는 경우는 너무 흔하다. 부모 입장에서는 이유 없는 반항이지만 아이의 성장과정을 검토해보면 아이의 입장에서는 무의식적으로 이유 있는 반항이다. 대부분 사춘기의 반항이 부모의 입장에서 볼 때 이해하기 힘든 이유는 그동안 누적되었던 불만(예: 손가락을 빨지 못하게 한 불만)들이 사소한 트집에 의해 한꺼번에 폭발적으로 튀어나오기 때문이다. 즉, 불만이 화산의 마그마처럼 잠복해 있다가 여러 해 지난 후 가장 두께가 얇은 다른 지층을 통해 터

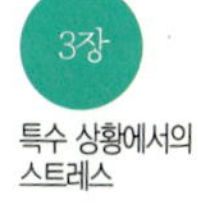

져 나오는 것이다.

그런데 이러한 과정은 아이가 정상적인 성인으로 성장하기 위해서는 반드시 거쳐야 한다. 이렇게 그동안 누적되었던 불만을 배출시켜야 그 후 부모에게 쌓였던 앙금이 줄어들어 정상적인 관계를 유지하게 된다. 이런 것들을 어려서 배출하지 못하면 쌓여 있다가 나중에 더 나이를 먹은 후 문제가 된다. 그래서 옛 말에 어린 시절 불효자가 커서 효자가 되고, 효자가 커서 불효자가 된다는 말이 있다. 옛 어른들의 뛰어난 관찰력을 엿볼 수 있다.

그런데 요즘의 아이들은 중고등학교시절 이런 반항을 못하다가 대학에 들어가서야 비로소 한다. 사회적 분위기 탓이다. 중고등시절 반항을 하다보면 대학가는 데 지장이 많기 때문이다. 그래서 특히 입학 성적이 좋은 대학생들을 보면 이러한 지연된 사춘기가 많다. 심지어는 대학시절에도 사춘기의 반항을 지연시키다가 졸업 후 사춘기 반항을 하는 경우도 많다. 그 증거로는 첫 월급을 받았을 때의 행동을 보면 된다. 받은 월급을 어떻게 하냐고 물어보았을 때 "내가 번 돈이라 내가 알아서 쓴다." 라고 대답하면 특별한 경우를 빼고 대부분 사춘기 반항을 이제야 한다고 보면 된다.

다시 한 번 정리하면 사춘기 반항을 하는 자녀 때문에 화가 나서 드러눕고 싶은 부모들은 과연 내가 아이들의 마음을 헤아리고 제대로 화를 내고 있는지, 아니면 아이가 내 마음대로 안 되기 때문에 화를 내고 있는지 검토해 봐야 한다.

자식 때문에 속 썩는 부모들에게 이렇게 위로해 주고 싶다. 홍역도 나이 들어 겪을수록 합병증이 많다고 한다. 어차피 한번은 겪어야 하는 과정인데 더 늦게 부모가 늙고 힘 빠졌을 때 겪는 것보다는 지금 겪는 게 다행이라고.

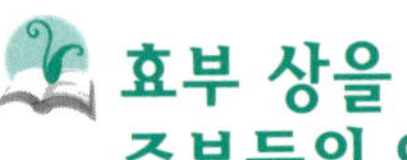

효부 상을 받을 만한 주부들의 이면세계

가끔 효부 상을 받은 주부들이 병이 생겨 병원을 찾는다. 대부분 머리가 아프고, 목에 뭔가 걸려 있는 것 같으며, 가슴이 답답하고, 잠이 잘 안 오고, 소화가 안 되어 내과 치료를 오래 받다가 내과의사의 권유로 정신과에 오게 된다. 사연을 들어보면 수십 년간 병든 시부모님의 대소변을 받아내며 인고의 세월을 보낸 분들이다. 긴 병에 효자 없다는 말처럼 친부모도 병이 나면 모시기 어려운 것이 인지상정인데 어려운 시부모님들을 극진히 모시니 칭송을 받아 마땅하다. 그런데 이러한 효부 상을 모든 주부들에게 강요할 수는 없다. 왜냐하면 그 후유증이 너무 크기 때문이다. 주부가 병이 나면 주부 한 사람이 고생하는 것이 아니라 그 여파가 나머지 가족들에게도 영향을 주어 온 집안이 고통을 겪게 되기 때문이다.

주부가 앓아눕게 되면 나머지 가족들의 생활이 엉망이 되는 것을 종종 볼 수 있다. 그래서 주부가 병이 나면 안 된다. 가끔 부모

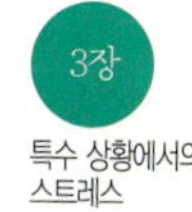

에게 효도하는 문제로 상담을 할 때가 있다. 그럴 때 경우에 따라서는 제대로 효도하려면 너무 효도하려고 하지 말라는 역설적인 권고를 해야 할 때가 있다. 마치 시험을 앞둔 수험생들에게 시험을 잘 치르려고 하지 말라고 권고할 때와 비슷한 경우다. 많은 학생들이 시험을 잘 치르려고 지나치게 긴장을 했을 때 약간만 어려운 문제가 나오면 오히려 쉽게 당황하여 시험을 망치는 경우가 흔히 있다. 이럴 때는 긴장을 덜하게 하기 위하여 시험을 잘 치르려는 생각을 버리라고 얘기를 하게 된다. 시부모님을 모실 때도 너무 잘하려고 신경을 쓰다 보면 오히려 부담이 심해져 시부모님을 모시는 것이 고통스러워진다. 그래서 시부모님이라고 하여 특별히 잘하려고 하지 말고 보통 어른들 모시는 것처럼 최소한의 에너지를 소모해야 장기적으로 모실 수 있는 것이다. 지나치게 열심히 모시려다 정작 자신이 쓰러져버리면 그 다음은 어떤 일이 벌어질지 예상할 수 있어야 한다.

최근 수명의 연장으로 인하여 치매환자가 늘어나고 있다. 대부분의 자식들은 끝까지 집에서 모시는 것을 미덕으로 생각하며 전문병원에 모시는 것에 대해 죄책감을 느끼게 된다. 물론 가능하면 집에서 모실 수 있는 한도 내에서는 집에서 모시는 것이 당연하다. 하지만 치매환자 중 상태가 나빠지면 밤에 잠을 못자고 밤새도록 온 집 안을 돌아다녀 모든 가족이 잠을 잘 수 없게 되는 경우도 있다. 이럴 때는 입원 치료를 할 수밖에 없다. 이런 상황을 견딜 수 있는 사람은 아무도 없기 때문이다. 오히려 그 이전이라도 집에서 모시는데 문제가 있다고 생각되면 양심의 가책을 받지 말고 전문병원으로 모시는 것이 서로를 위하여 현명한 방법이다. 전문병원에 모시고 나서 자주 찾아가 뵙는 것이 낫다. 왜냐하면 그렇게 함으로써 치매환자의 품위를 유지할 수 있기 때문이다. 또한 병원에서는 전문적인 치료를 받을 수 있기 때문에 경험과 의학지식이 없는 가족들의 무면허 의료행위의 대상이 될 필요가 없다.

비슷한 예는 비행기를 탈 때 응급상황 발생 시 행동요령에서도 알 수 있다. 안내방송이나 설명서를 자세히 보면 다음과 같은 지시를 알 수 있다. 어린이를 동반한 어른은 유독 가스 발생 시 천정에서 내려오는 산소마스크를 먼저 착용하고 그 다음에 아이에게 마스크를 씌워주라고 한다. 본능적으로 아이를 먼저 씌워주려다 결과적으로 어른이 쓰러지고 더 이상 어린이를 보호할 사람이 없게 될 상황을 만들지 말라는 것이다.

오지에 의료봉사를 갈 때도 봉사자들은 현지인들과 똑같은 음식을 먹거나 숙소를 사용해야 좋을 것 같지만 실제로는 그렇게 하면 안 된다. 봉사자들이 피곤하거나 병이 생기면 더 이상 봉사를 할 수 없기 때문에 먹고 자는 문제는 제대로 보장을 해 주어야 한다. 주부들도 마찬가지의 상황이다. 주부가 건강해야 나머지 가족들을 챙겨줄 수 있다.

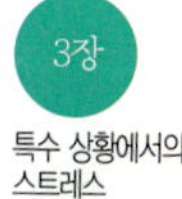

취업 준비생의 스트레스

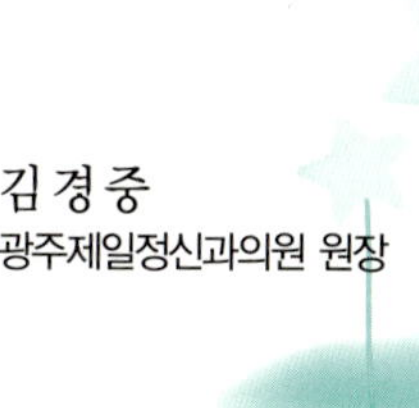

김경중
광주제일정신과의원 원장

│ 해년마다 통계의 변화가 심하지만, 통계청이 2009년 11월에 발표한 자료에 의하면 취업준비 중인 인구는 58만 7천 명에 달한다. 대기업, 공무원시험 응시율은 수십 대 일에서 수백 대 일까지 합격은 그야말로 하늘의 별을 따는 것으로 비유된다. 수백 가지의 직업이 있지만 소위 인기직업이나 희망직업은 손가락으로 꼽힐 정도로 경쟁이 심하다. 이러한 경쟁은 성공과 실패의 이분법적 사고와 불예측성의 미래에 대한 반복적 또는 강박적 사고를 심어주고, 심한 불안과 긴장은 개인에게 엄청난 스트레스로 작용한다.

취업준비생의 스트레스는 이미 그보다 어린 나이 때부터 경험되어 오고 있는 개인적·사회적 상황과 관련된다. 핵가족과 자본주의 그리고 능력위주의 현대사회에서 안정감 있고 고소득과 관련된 직종을 향한 무한경쟁은 교육, 문화와 사회를 하나의 시스템으로 묶고 있다. 대입시험에 대한 고등학생들의 시험스트레스가 지금은 특목고를 가기 위한 중학생들, 심지어는 초등학생에게까지로 내려가고 있는 것이다. 극히 소수의 학생들을 제외하고는 너무 어릴 때부터 시험과 성적에 대한 스트레스를 학습하면서 만성화되어 가고 있는 양상이다. 이러한 풍토 속에서 갈수록 경쟁이 치열한 취업은 그 준비부터 스트레스의 정점에 도달해있다고 본다.

 취업준비생의 스트레스 원인

낙방과 낙방이 가져올 결과에 대한 불안 실패자, 무능력자로 낙인, 자존심의 상처, 자신감 저하, 또 다시 도전할 것에 대한 심적 부담과 고통, 취직한 동료와의 비교와 가족에게 도움을 못 주는 부담스런 존재로서의 수치감과 죄책감 등, 주로 다음에 나와 있는 나와 상황에 대한 부정적인 역기능 사고방식과 관련됨.

장기적 취업준비로 인한 어려움 다양한 욕구 억압으로 욕구 불만, 진로에 대한 불확신과 불안, 체력저하, 단조로움, 탈진, 취업준비하는 환경과 관련된 부담(가족의 시선과 태도, 용돈 등) 등

면접 불안 예측불허 상황(면접관의 질문 등) 속에서의 수행 불안 등

흔한 부정적인 역기능적 사고방식의 예

"나는 취업이 안 될 것이다, 나는 해도 잘 안 돼, 머리가 안 좋아 해도 안 돼, 내가 공부하는 방식에 잘못이 있음에 틀림없어, 내가 원하는 그 직장이 아니면 나는 실패한 거야, 졸업 전까지는 당연히 취직해야 해, 이번에도 취직 못하면 주위에서 나를 무능력하게 볼 것이다, 부모님께 용돈 타기도 창피하고, 취업한 친구들에게 얼마나 창피한가, 모임에도 못 나갈 것 같고, 나이 들면 취직하기 더 힘들텐데, 이러다가 계속 취업 못하는 것 아닐까, 가족을 어떤 낯으로 볼까, 결혼이나 할 수 있을까..."

즉, 자신의 가능성과 잠재된 능력, 장점보다는 자신의 과거의 부정적 경험과 단점을 극단적으로 선택하여 스스로를 부정적으로 낙인을 찍는다든지, 취업이 안 되면 실패고, 취업하면 성공이다는 식의 이분법적 사고를 통해 경직되고, 부적응적인 태도로 스스로를 몰아간다든지, 반드시 이렇게 취직해야만 한다는 당위적 사고에 사로잡혀 스스로 부담감을 가중시킨다든지, 파국적이고 절망적인 예언을 점쟁이처럼 자신에게 퍼붓는다든지...

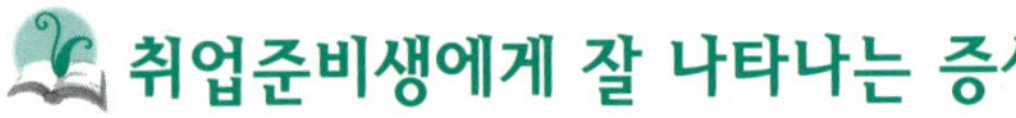

취업준비생에게 잘 나타나는 증상

신체 반응

두통, 요통 및 어깨 통증, 결림과 같은 근육통, 소화불량, 과민성 대장증후군, 오심과 구토, 설사 및 변비와 같은 위장관질환, 가슴 두근거림과 압박감, 어지러움, 피로감, 맥 빠짐, 여드름과 탈모 등 피부문제, 안구건조증과 시력저하, 체중감소 및 증가, 생리불순 및 무월경, 틱의 악화 등

심리적 반응

 불안, 짜증 및 우울, 주의 및 집중력의 저하, 산만함과 감각 예민성 증가, 강박증상의 증가, 자신감 저하 및 부정적 사고 등 인지오류, 이인증과 같은 비현실감, 충동 및 감정 억제력의 저하, 자살 충동 등

행동적 반응

 불면이나 과수면, 식욕저하 또는 식욕항진, 위축 및 포기, 대인기피, 음주 및 흡연 증가, 인터넷 및 오락중독, 이탈행위 등

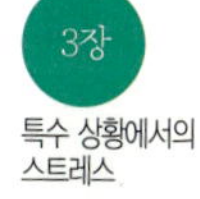

사 례

취업준비생(수험생)의 스트레스 극복 사례

29세의 강 씨는 군대를 제대하고 대학복학 후 졸업한 뒤 벌써 3년째 공무원 시험에 매달리고 있었다. 아버지가 고위 공무원인 집안의 1남 1녀 중 장남인 그는 학교 다닐 때에 꽤 공부를 잘하였으나 큰 시험에는 특히 약하여 심하게 긴장한 나머지 번번히 제 실력발휘를 못하곤 했다. 대입 수능시험에서 실패한 그는 재수하였으나 다시 성적이 나오지 않자 가족과 자신의 기대와 달리 낮은 점수결과에 맞춰 대학에 다니게 되었다. 어머니는 '내 아들이 서울대도 갈 실력인데...' 하면서 그를 종종 안타까워한다고 하였다.

대학과 군대에서 지내던 기간 동안 시험에 대한 큰 스트레스 없이 비교적 잘 지냈었다. 그러나 대학졸업 후 부모님 권유를 받고 처음 공무원 시험을 볼 때는 한 번 시험 삼아 본다는 가벼운 마음으로 보았고 불합격되어도 스스로 위로하며 다시 재도전을 준비할 수 있었다. 그러나 작년에 2회의 시험을 모두 떨어진 후에는 수능 때의 힘들었던 시험에 대한 불안과 긴장이 그대로 나타나기 시작했다. 그동안 병원치료를 받고 싶었으나 남의 이목을 핑계로 방문하지는 못했다.

그러나 이번에는 필기시험보기 한 달 전에 용기를 내어 신경정신과를 방문하였다. 주 호소는 머리가 멍해지고 책 내용이나 문제를 읽어도 머리에 들어오지 않으며, 쉽게 피로해지고, 나약해져서 포기할까 하는 생각을 자주 하고, 밥맛도 떨어져서 살이 쑥 빠졌는데, 조금만 먹어도 속이 부글부글 끓고 입이 바싹 마른다는 것이었다. 그는 최근 담배와 커피가 늘었다고 했다.

도서관에서 공부하는데 옆 사람의 책장 넘기는 소리에 집중이 안되어 도서관을 자주 바꾸었고, 요즘에는 방 안의 초침소리에도 예민하여 방 안의 시계를 다른 장소로 옮겼다고 한다. 또한 2회의 수능시험 때 크게 당황했던 기억이 자주 떠오르고, 부모님의 기대에 못 미치는 자신이 한없이 싫고 죄스럽기까지 하며, 친구들의 격려의 전화나 문자에도 마음이 불편하고, 만나기가 싫고, 이런 생각을 하는 것이 오히려 안 좋은 줄 알지만 시험날짜가 다가올수록 점점 더 자주 든다는 것이었다.

병원의 정신과전문의는 면담과 심리검사 결과를 통해 그에게 단기간의 항불안제 복용과 필요 시 수면제 복용, 그리고 하루 2회 이상의 복식호흡과 명상, 아침 30분 이상의 빨리 걷기, 흡연과 커피 감량을 권유하였고, 아침을 거르지 않고 꼭 먹고, 정해진 시간에 잘 것을 권유하였다. 본인과 어머니가 매일 실천여부를 점검하여 점검표에 표시하도록 하였다.

또한 '후회 없이 공부하고, 결과는 맡기고 받아들이자'라는 본인이 생각하기에 편안한 문구를 선택하여 명상 시 반복하도록 하였다. 시험전날 전화에서 그는 상당히 안정된 목소리였고 밝았으며, 시험이 끝난 후 어머니가 전화를 하여 그가 시험을 비교적 잘 보았다고 전했다. 드디어 필기시험 합격자 발표날, 그는 80대 1의 경쟁률을 뚫고 합격하였다.

 # 취업준비생의 스트레스 극복을 위한 접근

취업관련 스트레스 극복을 위해서는 우선 다음과 같은 체계적 점검이 필요하다.

첫째, 자신의 취업동기에 대한 탐색이 필요하다. 왜 이 직업이어야만 하는지, 무엇을 이루기 위해 이 직업을 선택하였는지, 진정 자아실현을 위한 것인지, 현실적 목표로써 이 직업이 적절한지 등을 취업 전에 끝마쳐야 한다. 또한 취업을 위해 치러야 할 대가가 얼만큼인지 계산하고 준비에 뛰어들었는지 자문해 보아야 한다.

둘째, 취업자체에 대한 철저하고 체계적인 준비과정이 꼭 필요하다. 자신은 취업에 필요한 자격과 경력 및 능력이 갖추어졌는지, 내가 원하는 그 직장은 어떠한 사람을 원하는지를 점검해보아야 한다는 말이다. 그 과정이 준비가 잘될 때 자신감이 생기고, 쓸데없는 부정적 예상과 불안으로부터 벗어나 현실상황에 맞는 생각과 감정, 행동을 소유할 수 있기 때문이다.

셋째, 취업 준비 시 내가 힘들어하는 스트레스의 원인을 잘 직시하고 그 원인에 맞는 해결접근이 필요하다. 예를 들어, 내가 면접 자체에 대한 불안과 긴장도가 너무 커서 면접 시 평소의 능력이 제대로 나오지 않는다면 이러한 수행불안을 해소하는 전문가의 도움을 평소에 받아두는 것이 필요할 것이다. 평소에 준비를 열심히 하지 않고 합격 · 불합격의 결과에만 매달려 걱정한다면 먼저 자신의 단점을 보완하고 미비한 능력을 키우는데 시간을 사용하는 습관을 기르는 것이 중요할 것이다. 자신의 사고방식이 부정적인 자동사고를 반복한다면 긍정적인 사고로 수정하는 일기를 매일 써보는 것도 도움이 될 것이다.

넷째, 스트레스의 원인에 무관하게 취업준비생으로써 건강하고 규칙적인 생활습관이 스트레스 극복에도 중요함을 인식해야 한다. 예를 들어, 평상시의 식사와 수면을 유지하는 것, 복식호흡 등은 스트레스로 인한 동요를 줄여준다고 할 수 있다.

다섯째, 힘들 때는 혼자서 극복하기보다는 가족, 동료, 선배 또는 관련 전문가의 도움을 받는데 주저하지 말고, 필요할 때 쉽게 접근할 수 있는 다양한 인터넷이나 책자 활용도 도움이 될 것이다. 감당하기 힘든 임상적인 어려움 등은 정신과의사 등 전문가의 도움을 요청하는 것이 좋다.

취업 준비를 위한 올바른 접근(취업 스트레스 예방)

직업선택을 위한 준비

- 다양한 직업에 대한 다양한 경험을 어렸을 때부터 체험한다.
- 직업의 의미에 대한 올바른 이해와 건전한 철학을 심어준다.
- 직업에 대한 자신의 적성을 알고, 직업에 대한 기호의 변화를 빨리 인지하고 수용한다.
- 직업을 변경하여 선택할 수 있는 자유와 선택한 직업에 대한 집중과 의지를 가진다.

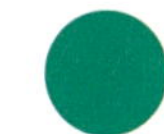

- 직업 선택 시 기준으로 자신이 좋아하고, 관심 있으며, 잘하는 분야, 보람과 자긍심이 있는 직업, 안정감, 경제적 상황, 주위의 기대 등을 종합하되 장기적 안목과 장래성을 고려한다.
- 취직 전 관련 직장에 대한 방문 및 아르바이트 등 사전 체험을 경험한다.
- 자신이 선택한 직종에서 뛰어난 위인, 존경하는 모델을 정하고 관심을 갖는다.

직업 선택 후 체계적인 취업준비 진행 : 일정표 작성 및 점검, 취업일기 작성 등

- **1단계**(취업준비를 위한 기초 작업) : 자신이 원하는 일과 선택한 직장에서 요구하는 일의 특성을 잘 이해하고 비교하기, 자신의 장단점 이해와 장단점이 선택한 직종에 어떻게 영향을 미칠 것인지 예상하고 이에 맞는 적절한 자기선전 준비를 한다.
- **2단계**(취업 정보 수집) : 정확하고 풍부한 정보수집원과의 연결 (같은 직종 기존 근무자 및 최근 취업한 자, 회사의 홍보물 및 홈페이지, 각종 매스컴 검색 등), 최근 동향 변화에 예민하게 인지한다.
- **3단계** (이력서 및 자기소개서 작성) : 잘 작성된 문서를 참고하여 자신의 경력, 능력과 장점을 허위과장 되지 않게 분명히 전달하되 직종에 적합한 내용으로 작성한다.
- **4단계** (면접 준비) : 면접도 체계적으로 교육받기, 기본적인 예상 질문에 대한 답을 미리 정리하기(인생관, 직업관, 지원동기, 자신의 장단점, 인상적이고 적절한 자기소개 등), 실제와 같은 리허설을 충분히 실행한다.

인지행동적 치료

- 취업준비 시 생기는 스트레스가 자신의 성장에 아주 유익하다는 생각을 가지고 스트레스를 긍정적으로 수용한다.
- 취업준비를 제대로 하면 자신감이 증진된다는 확신을 가지고 체계적·계획적으로 준비한다.
- 면접 불안은 수많은 리허설로 극복하고 면접관이 되어보는 역할극도 도움이 된다.
- 면접 시 압박적인 질문을 받을 때, 정답을 말하려 하지 말고 긍정적인 태도로 열정을 보이며 생각나는 대로 솔직하게 표현한다 (면접관의 의도는 난해한 문제에 대한 정답보다는 그 문제에 닥쳤을 때의 침착하고, 솔직하며 열정적이고 긍정적인, 창의적인 태도를 보려고 하는 경우가 많은데, 이러한 면접관의 의도를 알면 면접 시 두려움이 사라지기도 한다).
- 면접 전 어려운 질문을 예상하여 준비하되, 준비한 질문이 나오면 '이럴 줄 알았다' 라고 생각하고, 준비한 질문이 안 나오면 '다른 사람도 어려울 테니, 너무 걱정 말자' 라고 편하게 생각한다.
- 생산적이고 긍정적, 적응적 사고가 되도록 하는 자신의 사고방식을 점검하고 수정한다(피할 수 없으면 즐기자, 시련의 보자기를 풀면 선물이 나온다. 나무는 토양에서 불안이라는 영양분을 먹고 성공이라는 열매를 맺는다).

- 성공한 이미지, 합격한 이미지를 그리며 시각화 훈련을 한다.
- 복식호흡과 명상도 도움이 되므로 나름대로의 기도문이나 주문을 외울 필요가 있다.

평소의 일상생활을 규칙적으로 유지하기

- 마라톤과 같은 장기적인 기간을 가지고 시험을 준비할 경우 적절한 휴식과 운동, 규칙적인 생활이 중요하므로 특히 체력이 저하되지 않도록 스트레칭, 걷기 등 유산소 운동은 필수적으로 한다. 특히 시험 전 그리고 면접 전날 일상리듬이 깨지지 않도록 평상시처럼 생활한다.

- 스트레스로 인한 위장기능 약화 시 자극적인 음식이나 차고 맵고 짠 음식, 기름진 음식, 폭식을 주의하고 부드러운 음식을 천천히 먹으며 소화시키기, 아침은 거르지 않고 부담되지 않는 종류로 든든히 먹기, 면접 전 바나나, 초콜릿, 사탕 등을 먹으며 마음을 안정시키고 집중력을 높여준다.

- 안구 피로 회복을 위해 환기를 자주 시키고 조명을 점검하며, 자주 안구운동을 하면서 휴식을 취한다. 또 먼 곳을 응시하는 것도 좋다.

- 낮에 낮잠이 필요하지 않을 정도로 충분히 자되, 취침과 기상은 규칙적으로 한다.

- 매일 간단한 샤워로 피로를 풀어준다.

- 매일 신문을 읽고 세상의 변화에 관심을 가진다.
- 쉴 때는 시간을 정해놓고 규칙적으로 쉬며, 대화는 유머를 많이 넣어 자주 웃고, 유행에 관심을 가지고 정서적으로 안정감을 주도록 한다.
- 금기사항(불규칙한 생활, 식사는 거르고, 음주, 흡연, 커피의 지나친 섭취, 그리고 스스로에 대한 부정적 예견 등)을 정하고 되도록이면 지키도록 노력한다.
- 금기를 너무 많이 두지 말고, 모든 일상 활동을 취업준비에 도움이 되는 방향으로 이용한다.

가족을 취업준비의 적극적인 도우미나 지지재(supporter)로 삼기

- 취업준비생들은 의외로 가족과의 갈등이 많기 때문에 서로의 적절한 의사소통이 무엇보다도 필요하며, 가족의 적극적인 지원이 부담이 되지 않고, 가족의 무관심이 취업실패의 탓이 되지 않도록 해야 한다. 편한 가족에게 취업과 관련된 고통과 괴로움을 수시로 표현함으로써 가족을 불화로 휘말려들게 하지 말고 "실은 내가 ~~~때문에 ~~~ 기분이고, ~~~ 생각이 든다" 는 식의 "I-message"(나 대화법)대화법을 사용해야 한다. 가족이 취업준비생을 정서적으로 자극하지 않는 것이 당연한 것처럼 취업준비생도 가족을 자극해서 그 결과 관계의 악순환에 빠지지 않도록 할 필요가 있다.

전문적인 도움 받기

 약물 : 불안관련 증상(가슴 두근거림, 긴장감, 안절부절, 손 떨림, 집중곤란, 강박증상 등)은 시험이나 면접 실시 30분에서 1시간 전 약물(알프라졸람, 프로프라놀롤 등)을 복용하면 상당히 감소될 수 있고, 불면은 필요 시 적절한 수면제를 통해 숙면이 가능하며, 기타 다양한 임상적 증상 발생 시 적합한 단기적 · 장기적 약물 처방을 통해 도움을 받을 수 있다.

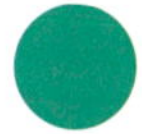 상담 : 적성과 진로에 대한 불확신, 불안 및 걱정과 자신감 저하 등 고민을 털어놓고, 자신의 장점과 단점, 성격적 특성, 그리고 스트레스에 대한 자신만의 해결방식을 이해하며, 스트레스의 원인을 탐구하여 대책을 세우고, 극복하기 위한 전략들을 함께 수행하면서 점검해 나간다. 특히 인지적 오류로 인한 부정적 정서에 대해 인지행동치료가 필요하며, 보다 깊은 내면의 문제에 대해 다양한 정신치료가 도움이 된다. 이러한 스트레스 상황 속에서 상담을 통해 자신에 대해 보다 잘 이해하고 주어진 상황에 잘 적응함으로써 자신의 발전을 비롯하여 한 단계 성숙된 자신을 경험할 수 있다. 취업준비생들은 흔히 가족과의 갈등이 있는 경우가 많으므로 필요에 따라서는 전문가와 함께 가족 상담을 통해 서로를 이해하고 수용하는 지지적인 분위기 속에서 원활한 취업준비가 될 수 있도록 협조해야 한다.

직장 스트레스

김 경 중
광주제일정신과의원 원장

| 개인에게 직장은 경제소득의 원천으로 의식주 및 자녀양육, 여가활용 등 현대인의 생존과 문화생활을 가능케 하는 현실적인 기능의 의미뿐 아니라, 개인의 자아를 실현하는 장으로써 직무과정에서의 도전과 다양한 경험 및 대인관계 등을 통해 개인의 능력과 인격의 변화 및 발전에 기여하며 궁극적인 행복과 보람을 체험하게 한다.

어떤 이들은 직장은 인생의 학교라고 하면서 직장 생활의 중요성을 이야기한다. 현대 직장인들은 깨어있는 하루의 대부분을 직장에서 보내기 때문에 직장 스트레스는 개인의 삶에 큰 영향을 미치는 심각한 요인이 된다. 직장 스트레스를 회피하거나 억압하기

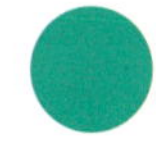

보다는 있는 그대로를 살펴보고 해결을 위한 다양한 시도를 해보는 것이 개인적으로나 직장 및 사회 전체적으로 볼 때 바람직할 것이다.

직장 스트레스는 개인, 직장, 그리고 국가와 사회의 관점이 있지만, 본 장에서는 개인의 관점에서 직장 스트레스 또는 직무 스트레스의 정의, 원인, 그리고 증상과 진단 및 접근과 해결방법에 대해 살펴보기로 한다.

정 의

직장 스트레스란 직장의 다양한 활동에서 유발된 자극이 직장인의 대처능력에 비해 클 때 나타나는 유해한 신체적 · 정신적 반응상태라 할 수 있다. 미국 국립산업안전보건연구소(NIOSH, 1999년)에서는 "직무 스트레스(job stress)란, 업무상 요구사항이 근로자의 능력이나 자원, 바람과 일치하지 않을 때 생기는 유해한 신체적 · 정서적 반응이다"고 정의하고 있다.

원 인

일반적으로 직장 스트레스는 직장에서 자신에게 요구하는 것(직무요구)은 높지만 자신이 스스로 결정할 수 있는 통제의 폭(직무자율)은 낮을 때 발생하는 것으로 알려져 있다. 이러한 직종에 해당하는 회계사, 항공기관제탑종사자, 화물취급자, 간호사, 간호보조원, 의료보조원, 주유소보조원, 전자제품조립공, 자동차조립공장근로자, 키펀치, 전화교환수, 봉제사, 재단사, 버스운전자, 경찰관 등은 특히 직장 스트레스가 높은 것으로 알려져 있다.

직장 스트레스가 개인적 요소와 직장의 요소에 의해 이루어짐은 쉽게 이해할 수 있다. 직장 업무가 국가정책과 사회분위기가 반영되는 점을 감안할 때 직장 스트레스에는 국가와 사회 요소도 작용함을 짐작할 수 있다.

한국인 직무 스트레스 측정도구(Korean Occupational Stress Scale : KOSS)에서는 직장 스트레스와 관련된 직장관련 요인을 8개 영역으로 다음과 같이 나눈다.

🌿 물리환경 : 근로자가 노출되고 있는 직무 스트레스를 야기할 수 있는 환경요인을 측정하며, 작업방식의 위험성, 공기의 오염, 신체부담 등이다.

🌿 직무요구 : 직무에 대한 부담 정도를 측정하며, 시간적 압박, 업무량 증가, 업무중단, 책임감, 과도한 직무부담 등이 포함된다.

🌿 직무자율성 : 직무에 대한 의사결정의 권한과 자신의 직무에 대한 재량활용성의 수준을 측정하며, 기술적 재량 및 자율성, 업무예측가능성, 직무수행권한 등이다.

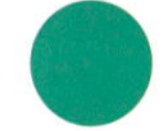
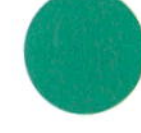

🌱 관계갈등 : 회사 내에서의 상사 및 동료 간의 도움 또는 지지 부족 등의 대인관계를 측정하며, 동료의 지지, 상사의 지지, 전반적 지지 등이다.

🌱 직무불안정 : 자신의 직업 또는 직무에 대한 안정성을 측정하며, 구직기회, 고용불안정성 등이다.

🌱 조직체계 : 조직의 전략 및 운영체계, 조직의 자원, 조직 내 갈등, 합리적 의사소통, 승진가능성, 직위 부적합 등을 측정한다.

🌱 보상부적절 : 업무에 대하여 기대하고 있는 보상의 정도가 적절한 지를 측정하며, 기대 부적합, 금전적 보상, 존중, 내적동기, 기대 보상, 기술개발기회가 이 영역에 포함된다.

🌱 직장문화 : 서양의 형식적 합리주의 직장문화와는 다른 한국적 집단주의 문화, 직무갈등, 합리적 의사소통체계 결여, 성적 차별 등을 측정한다.

일반적으로 직장 스트레스의 흔한 원인들을 종합하여 정리하면 다음과 같다.

🌱 직장업무 특성 : 업무의 양적·질적 과다 및 과소, 그리고 복잡성, 책임 중압(심한 사업적 손실에 대한 이차적 두려움, 실패감), 업무의 변경(전직 및 부서 이동, 직책의 변경, 프로그램의 변화) 등

🌱 불안정한 직장 환경 : 물리적 환경(위험한 환경, 근무시간 변

경), 월급의 불안정, 경직된 직장조직과 침체된 직장분위기(부서 간 및 부서 내의 갈등, 과도한 시간의 통제 및 감시, 의사소통 및 의사결정에서의 소외, 다양한 개인의 창의성 무시, 맡은 업무에 대해 무관심, 소외, 인정받지 못하는 분위기, 음주 등 회식문화, 남성위주의 여성차별 문화) 등

🌿 애매모호한 역할 : 직장에서 개인에게 요구하는 것을 정확히 모를 때

🌿 대인관계 스트레스 : 상사와의 갈등(까다롭고 독선적인 상사), 동료와의 경쟁(골치 아픈 동료), 사무적이고 강압적 인간관계 등

🌿 직업의 발전성 : 승진, 수입증대, 사업비전의 실현 등 기대 충족이 되지 않을 때, 해고 또는 징계, 휴직으로 인한 불안 등

🌿 직장과 가정의 상호작용 : 가정 내 갈등과 불화가 직장업무에 미치는 영향 등

🌿 사회의 변화 : 포스트모던 시대의 탈권위적 직장 분위기, 노사분규와 불신, 특정 직업소외(3D 현상) 현상, 디지털 정보화 시대의 적응 등

이러한 원인들로 생겨난 일반적으로 흔한 직장 스트레스의 유형들은 다음과 같다.

급격한 업무 환경의 변화, 과도한 긴장, 전근·전속, 승진, 직무 시의 자세 불합리, 삼교대 근무, 책임·할당량이 지나치게 많음, 차량을 이용하는 횟수가 너무 많음, 가족과 별거한 단신 부임, 전근이 원인이 된 문화적 충격, 제2의 직장에 관한 고민, 거래 상담, 노동조합의 문제, 한직으로 밀려남, 특별한 업무 없이 잔무만 하는 형태, 직위 해제가 되어 자격이 상실된 상태, 경제적 불안과 보수의 불안, 방계 회사로 전출 당함, 재취업 등

증상 및 진단

직장에서 스트레스를 받으면 생리적 긴장 및 흥분을 야기하고, 그 결과 만성 피로에 시달리거나 두통, 근육통, 어지러움, 가슴이 두근거리고, 속이 쓰리고 불편하며, 변비나 설사를 경험하는 등 신체적 고통을 경험할 수 있다. 또한 불안 및 우울, 잦은 짜증과 원망 등 공격성과 예민성, 불면, 자신감의 저하, 불만족, 무기력감 등 심리적 어려움을 자주 경험한다. 결과적으로 대인관계를 회피하거나 직장 및 가정 내에서의 역할이 소홀해져서 일의 수행능력과 생산성이 저하되고, 음주경향 및 결근, 기타 사고위험성이 높아질 수 있다.

특히 고도로 조직화된 사회의 직장에 적응하는 과정에서 현대인

들은 일중독과 직장인 탈진증후군에 쉽게 노출된다.

일에 과도하게 몰두하여, 일하지 않으면 오히려 불안하게 여기는 상태를 일중독(workaholic)이라 할 수 있다. 일중독에 걸리면 단기적으로 일의 성과가 생길지 몰라도 장기적으로는 너무 과중한 스트레스를 받게 되고, 개인의 신체적·정신적 건강을 해친 나머지 직장과 가정에도 더욱 해로운 결과를 야기하게 된다. 만약 일을 통해서만 자신을 지탱해 나가거나, 일을 휴가, 수면, 노는 것을 줄이거나 없애서라도 지속하거나, 직장외의 장소 즉 집에 와서도 일을 하고, 사람과 이야기할 때 일에 관해 주로 이야기하고, 혼자 있을 때에도 일에 대해 생각하고 일을 지속한다면 틀림없이 일중독으로 진단될 수 있고, 그에 따른 적절한 대처가 필요하리라 생각된다.

일중독은 필연적으로 직장인 탈진증후군(burnout syndrome)으로 이어질 수 있다. 일중독에 빠진 지도 모르고 일에 매달리던 어느 날, 그렇게 신나게 열정을 바친 일에 대한 흥미가 감소하고, 무력감과 피로감이 몰려오면서 불면, 두통과 어지러움, 안절부절감, 그리고 복부 불편감 등의 신체적 고통과 짜증, 불만, 무기력, 분노 및 우울과 같은 심리적 고통이 덮쳐 오게 된다. 또한 결근이나 대인관계 악화와 회피, 역할수행곤란에 뒤이어 완전히 일에 대한 의욕과 흥미가 떨어지면서 직장을 그만두는 상황에 직면케 된다.

직장 스트레스는 결과적으로 고혈압, 위궤양, 고지혈증, 심장병,

만성피로증후군 및 두통, 우울증 및 불안증, 불면증, 과식, 흡연 및 음주와 약물남용, 그리고 각종 사고 등을 야기시킨다고 한다.

이러한 직장 스트레스의 개인과 직장 및 가정에 미치는 영향을 고려할 때 초기에 발견하여 대응하는 것이 무엇보다도 중요할 것이다. 그러므로 일중독이나 탈진증후군의 조짐이 보일 때 자기관리차원에서 전문적인 병의원을 방문하여 신체적·정신적 건강을 점검해보는 것이 중요하다.

직장 스트레스 극복 사례

40세 홍 씨는 직장생활을 한 지 3년이 넘었다. 홍 씨는 3년 전 아이를 초등학교에 보내면서 비교적 시간적 여유가 생기고, 남편 월급으로는 장기적으로 경제적 필요가 충족될 수 없음을 느끼고 남편의 만류에도 불구하고 직업 전선에 뛰어들게 되었다. 그녀는 간호대학을 나왔고, 간호사자격증이 있는 터라 공백기간은 길었지만 준종합병원에 취직하는 데는 큰 어려움이 없었다.

그러나 조직생활에 대한 각오를 다짐하면서도 막상 출퇴근 시간을 맞추어 생활하고 병원근무 내내 긴장감을 늦출 수 없음을 온몸으로 실감하면서 조금씩 힘들었으나 누구나 이렇지 하면서 표현하지 않고 참고 지냈다.

그런데 담당병동의 수간호사는 나이 차이는 별로 나지 않는데, 대단히 깐깐한 사람이라 실수 등을 거의 용납하지 않았다. 한번은 홍 씨보다 나이어린 간호사와 간호조무사 앞에서 수간호사는 홍 씨에게 그것도 모르냐면서 다소 심한 질책을 하게 되었는데, 그 후 수간호사만 보면 심장이 두근거리고 힘이 쭉 빠지고 오늘은 또

무슨 일로 야단을 들을까 미리 불안해졌다. 그런 마음상태로 3년을 근무하였다.

최근에는 병동에 입원한 어떤 환자의 보호자가 환자대우를 형편 없이 한다고 홍 씨 앞에서 크게 화를 내자 홍 씨는 자기도 모르게 맞대응하면서 조금 화를 낸 일로 인해 병원에 민원이 들어가게 되고 결국 병원에서는 홍 씨에게 반성문을 요구하였다. 홍 씨는 억울하여 식욕을 잃고 잠도 오지 않았으나 이렇게 병원을 그만 두면 너무나 불명예스러울 것 같아 속마음을 참고 겨우 겨우 병원근무를 나가게 되었다. 그 일로 수간호사와 홍 씨는 더욱 불편한 사이가 되었고, 홍 씨는 최근에는 원래의 스케줄을 변경하여 자주 야간근무를 함으로써 수간호사와의 접촉을 최소화하였다.

그러나 야간근무를 자주 하자 아이들과 남편에게 미안한 마음으로 더욱 괴로워졌고 병원을 다닐까 말까 고민하게 되었다. 그러던 어느 날 입에서 피를 토하고 새까만 대변을 보게 되자 깜짝 놀란 가족들이 가까운 병원의 응급실로 데려갔는데, 내과전문의는 위출혈 소견으로 진단하면서 극심한 스트레스 외의 원인을 찾기 어려우니 안정되면 신경정신과치료를 받으라고 권장하였다.

정신과의원을 방문 시 홍 씨는 가슴 두근거림과 위장관 불편감, 무거운 머리, 그리고 부정적인 생각, 불안과 걱정, 우울함과 의욕, 흥미의 소실, 식욕 저하, 체중 저하, 자신감 저하 등을 보였다. 심리검사상 우울과 불안 지수가 상승하였고, 스트레스 수치가 크게 나타난 것을 볼 수 있었다. 담당의사는 항우울제 및 항불안제 처방을 하였고, 주 1회 개인 상담과 필요 시 부부 상담을 할 것을 권유하였다. 또한 일상생활관리를 위해 규칙적 산책, 식사, 휴식을 약속하고, 복식호흡과 명상, 긍정적인 사고방식을 위한 인지일기를 추천하였다.

홍 씨는 부부 상담을 통해 그동안 말 못한 스트레스를 남편에게 말하고 남편이 이해하고 받아주자 상당한 심리적 안정을 찾았다. 개인 상담을 통해 어릴 때부터 혼자 고민하고 표현을 잘 못하였고, 특히 불같은 성격을 지닌 부모님의 잦은 싸움을 목격하면서 불안과 긴장으로 힘들었던 지난 과거를 울면서 이야기하였다. 자신과 다른 수간호사의 입장, 성격과 현재의 자신의 성격의 문제점을 인정하면서 처음으로 수간호사에게 속마음을 표현하는 정중한 편지를 쓰게 되었고, 수간호사의 진심어린 답장을 받자 더욱 상태

가 호전되었으며, 수간호사의 배려로 당분간 야간근무에서 제외
되었다. 그러나 홍 씨는 다른 동료직원에게 미안한 마음이 들었
고, 이번에는 그 마음을 수간호사에게 말로 잘 표현하게 되었다.

　개인 상담에서 입원실이 있고 삼교대로 근무하는 종합병원보다
는 야간근무가 없는 개인의원으로 옮기는 문제와 종합병원근무 3
년을 유종의 미로 어떻게 마칠 수 있을까 상의하였다. 결국 홍 씨
는 3개월간 열심히 주야간 근무를 원래의 스케줄대로 하였고, 병
동직원의 아쉬움 속에서 눈물의 송별식을 마쳤다. 현재는 삼교대
가 없는 개인의원에 근무하면서 규칙적이고 안정된 생활을 유지
중이며, 배드민턴 동호회에 남편과 함께 다니고 있고, 항우울제
한 알 외에 모든 약은 중단되었다.

📖 접근 및 해결

직장 스트레스를 해결하기 위해서는 다음의 두 가지가 먼저 선행되어야 한다. 첫째, 직장 스트레스에 대한 중요성의 인식과 적극적 대응자세를 먼저 권유하고 싶다. 둘째, 직장 스트레스의 원인이 어떤 것인지 밝혀내고 이해하며 인정하는 자세가 필요하다.

이런 준비가 되어 있다면 다음과 같이 접근해 보길 바란다.

직장 스트레스로 너무 고통스럽고 직장이 싫어졌다면, 부서 변경을 요구하거나, 직장을 바꾸거나, 휴직, 퇴직 등에 대해 내가 선택할 수 있는 자유가 있음을 명심한다. 또한 의견 충돌 시 항상 자신의 의견만을 고집할 수는 없지만, 어느 상황에서는 직장 내에서 직접 자기의사를 분명히 한다. 또한 부당한 상사의 요구에 "아니오"라고 말하거나 "지금은 할 수 없어요, 다음에는 생각해 보죠." 라고 말할 수도 있어야 한다. 여러 가지 의사소통할 수 있는 방법들을 다양화한다. 예를 들어 만나서 이야기하는 것부터 전화, 문자, 메일 보내기, 홈페이지 게시판, 또는 회의를 통한 건의 등

업무과다나 업무행위에 비해 생산성이 떨어짐으로 인해 부담을 느끼는 경우, 일과표 시간을 자신의 현 상황에 맞게 조절하거나 조퇴, 연가, 휴가 등을 적절하게 사용할 줄 알아야 한다. 업무량이나 목표 달성량을 최대 수준에서 적절한 평균 수준으로

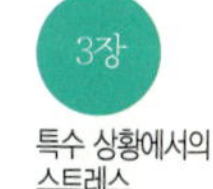

낮추고, 일의 속도를 늦추어 본다. 급하지만 중요하지 않은 일과 급하지 않지만 중요한 일을 구별하여 후자를 선택한다.

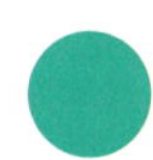

🍃 **직장의 일을 집으로 가져오지 않는 결심이 필요하다.** 직장 내 점심시간 및 휴식시간을 온전하게 활용함으로써 몸과 마음을 재충전한다.

🍃 **주 1회 정도 심신을 이완하고 환기시킬 수 있는 운동이나 취미활동을 시도한다.** 직장 일 외에 운동이나 취미활동, 봉사활동 등 여가활용은 부족한 삶의 다양한 자극이 되어 스트레스 해소에 도움이 된다.

🍃 **직장 스트레스를 통해 궁극적으로 성장할 수 있도록 나의 지각, 나의 생각, 나의 감정, 나의 행동, 나의 경험 등을 변화시키는 나에 대한 도전을 시도해본다.** 또한 직장 스트레스를 통해 인생의 여러 다양한 중요한 가치들을 깨닫는다. 일을 실패했다고 해서 인생에 실패한 것이 아님을 자각한다든지, 직장 이외에도 개인적 성취감을 맛볼 수 있다든지, 직장도 인생의 일부이며, 직장밖에도 소중한 일이 있다든지, 내가 건강해야 직장도 건강해진다든지. 그러면서도 자신의 강점과 약점, 그리고 성공과 실패의 상황을 그대로 인정하는 자기객관화가 필요하다. 또한 직

장 스트레스를 회피하거나 소극적으로 다루지 말고, 스트레스의 근원을 알아내고 해결하려는 적극적인 자세를 증진시켜야 한다. 직장 스트레스의 본질에 자신의 역할과 자신의 문제가 개입하고 있음을 인식해야 한다.

🌱 상황에 적절한 대응전략도 중요하다. 자신의 능력을 넘어서는 일은 유머나 솔직한 대화를 통해 감정 표현을 하는 등 정서 중심으로 대응하고, 자신의 능력 범위 내의 일은 일에 필요한 특별한 활동(개인지도, 연수 및 유학)이나 보다 차분하게 체계적으로 하나씩 해결해나가는 문제 중심으로 대응해 나간다.

🌱 복식호흡, 근육이완법, 명상 그리고 바이오피드백, 또는 유머와 간단한 스트레칭 등으로 정서적 흥분이나 긴장을 감소시킬 수 있다. 이러한 이완법은 하루 10~20분으로 효과를 볼 수 있다. 적절한 운동은 정서적 문제뿐만 아니라 생리적인 문제에도 도움을 주는데, 적절한 운동이란 주 3~4회, 1회당 45분에서 1시간 이상, 땀이 날 정도로 가슴이 두근거리고 숨이 가쁠 정도로 하고, 준비운동과 본격적 운동, 그리고 마무리로 단계를 밟는 것이다. 신체적 건강을 유지하는 것은 스트레스 해결의 중요한 에너지원이다.

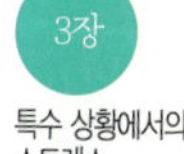

직장 스트레스의 대부분은 직장 내 인간관계와 관련된다고도 볼 수 있다. 직장 내에서의 인간관계란 공적 및 사적 관계, 협력 및 경쟁 관계, 지시 및 수행 관계 등으로 복잡하게 얽혀 있고, 다양한 성격적 차이, 남녀의 차이, 성장 배경과 학력 및 수련 배경의 차이 등으로 더 미묘해진다. 상사와 관계, 후배직원과의 관계, 동료직원과의 관계 등 직장 내 대인관계의 하부구조가 무너지면 큰 스트레스로 연결될 수 있다. 자신에게 스트레스를 주는 사람이지만 피할 수 없다면, 관계를 개선하려고 노력해야 하는데, 시간이 걸리고 인내심이 필요한 무척 힘든 과정이다. 직장 내 대인관계에서, 항상 표면상 나타나는 말과 행동 이면에 어떤 속마음과 현실적 목적, 즉 이익과 같은 것이 존재하는지를, 또는 그 사람의 표현하는 양식 등 성격이 어떠한지를 이해하고 수용하려는 태도가 중요하다. 더불어 자신도 상대방의 입장에서 나를 어떻게 이해할까 늘 스스로의 말하고 행동하는 양식을 객관적으로 깨달아야 한다.

무엇이든지 터놓고 이야기할 수 있는 친구, 멘토를 가까이 둔다. 필요한 경우는 정신과의사와 같은 전문가를 찾아갈 수 있어야 한다.

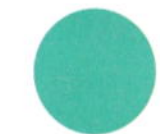
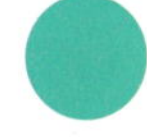

🌿 물론 기본적인 생활, 규칙적인 생활을 추구한다. 물론 아침은 거르지 않고, 밤에 잘 자며, 자주 산책하고, 마음에 맞는 사람과 만나 대화하는 등의 시간을 가져야 한다.

🌿 직장 스트레스로 인해 발생할 수 있는 가족 간의 불화를 막아야 한다. 부부가 각자의 직장에서 스트레스를 경험할 때 부부는 물론 자녀까지 가족 전체가 위기에 놓일 수도 있다. 직장과 가정을 분명히 구분하고, 의사소통을 원활히 함으로써 직장에서 쌓인 분노 감정을 직장 스트레스에 대해 구체적으로 잘 모르는 가족들에게 발산하는 일들이 없도록 노력해야 한다.

🌿 직장 스트레스가 심한 경우 즉, 직장 스트레스로 인해 앞에 서술한 신체적 증상, 정서적 증상, 행동적인 증상 등이 발생하여 직장 및 가정, 사회에서의 기능에 어려움을 초래하는 경우 그 극복을 위해 필요한 약물처방, 정신과적 상담치료 등을 통해서 자신을 회복, 유지, 성숙시키는 경험은 매우 중요할 것이다.

성격유형과 스트레스

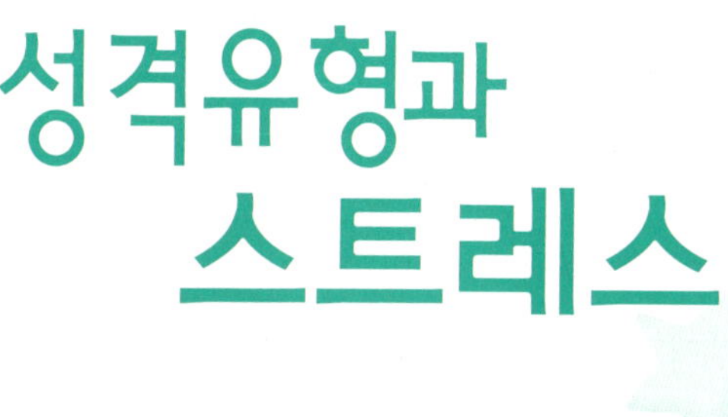

양종철
전북의대 정신과 교수

사람은 각각 다양한 성격을 가지고 있다. 성격은 사람이 주위 환경과 자신에 대해서 인식하고 관련을 맺고 생각하는 지속적인 양상이다. 따라서 자신의 성격에 따라서 다른 사람과의 대인 관계를 비롯한 환경으로부터의 다양한 스트레스 반응이 생길 수 있다. 성격의 유형을 이해하고 각 성격에 따라서 발생되기 쉬운 스트레스 반응을 이해하는 것은 스트레스를 극복하는 데 많은 도움이 될 것이다.

성격 유형을 나누는 여러 가지 기준이 있는데, 정신의학적 진단 분류 체계에 의해서 구별된 성격 유형 중 스트레스를 많이 받는 몇 가지를 알아보고 각각 어떤 스트레스 반응이 잘 나타나는지를 살펴보겠다.

의심이 많은 편집성 성격

편집성(paranoid) 성격의 사람은 불신과 의심이 많다. 적대적이고 완고하며 방어적이고 친밀감을 느끼기가 어렵다. 경직되고 비판적이며 남을 탓하는 경향이 있어 협조적인 동료가 되기 어렵다. 논쟁에 휘말리게 되는 경우도 많다. 편집성 성격이 형성되는 원인은 어린 시절 부모로부터 받은 학대와 폭력, 칭찬보다는 비난의 목소리, 불신 풍조 등과 관련이 있다고 알려져 있다. 이런 성격의 사람들은 자신이 수치심을 겪거나 비난을 받는 경우에는 내적인 불만과 분노가 가득하지만 표현하지 못하고 참기만 하고 속에서 오해를 점점 더 키워 스스로 극심한 스트레스를 만든다. 자신의 감정이나 정서를 표현하면 상대방으로부터 더 큰 공격이나 비난을 당할까를 염려하기 때문이다. 가급적이면 논리적으로 따지기보다는 자신의 감정을 솔직하게 표현하는 습관을 갖도록 노력해 보아야 한다. 분노를 행동으로 나타내거나 논쟁으로 해결하려 하기보다는 언어로 감정을 표현하고 이해받는 과정에서 갈등이 해결될 수 있다는 경험이 중요하다.

자기만의 세계에서 사는 분열성 성격과 분열형 성격

분열성(schizoid) 성격은 여러 가지 사회적 관계를 기피하고, 친밀감, 새로운 경험 등 자신에게 즐거움을 주는 행동을 별로 하려 하지 않는다. 무관심하고 반응이 없어 매사에 수동적, 비자발적이며, 단조롭고 활력 없는 모습으로 보인다. 분열형(schizotypal) 성격은 평범하지 않은 특이한 행동이나 외모를 보이고, 자신만의 세계를 추구한다.

이러한 성격을 가진 경우에는 고립되어 지내는 경우가 많다. 순식간에 자신의 독특한 관심사에서 벗어나서 평범한 것들을 추구하기는 어렵고 대인관계를 갑자기 늘리기도 쉽지 않다. 오히려 자신의 개성을 추구하되 다른 사람에 대해서 관심을 조금씩 넓혀가는 것이 좋다. 그리고 따뜻한 정서 교감을 경험할 수 있는 인간관계의 기회를 갖도록 노력해야 한다.

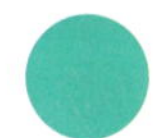

불안정하고 충동적인 경계성 성격

경계성(borderline) 성격의 특징은 대인관계, 자아상, 정서적인 면에서 불안정하고 매우 충동적인 양상을 보인다는 점이다. 자신에 대한 평가 및 자아정체성, 정서, 타인에 대한 평가에서 일률적인 양상이 없이 극도의 불안정성을 보인다. 기분도 자주 변하여 정상적인 기분에서 갑자기 우울을 느끼고, 자제력이 부족하고 충동적이어서 행동이 예측 불가능하고 자해나 자살 행위도 빈번하다.

생물학적 원인과 선천적 요인들도 일부 관련되지만, 주로는 양육 시 일관성이 없는 부모에 의해 자라면서 겪은 불안과 공허감이 관련된다. 상대방이 자신을 거절하거나 떠나갈지도 모른다는 극심한 불안이 항상 있기 때문에 대인관계에서 겪는 긴장과 불안으로 인한 스트레스가 크다. 지속적이고 안정적인 대인관계의 경험, 타인에 대한 긍정적 정서 경험을 바탕으로 타인의 실망스러운 부분도 이해하고 수용할 수 있는 능력의 개발 등이 필요한데, 장기적인 정신과적 치료가 도움이 된다.

자존감 손상에 과민한 자기애적 성격과 수줍고 예민한 회피성 성격

자기애성(narcissistic) 성격은 과대 사고, 인정받으려는 욕구, 공감 부족을 특징으로 한다. 원인으로는 자존감과 관련된 갈등과 결함이다. 어린 시절 부모로부터 충분한 공감과 인정을 받고 자라는 아이는 성장하여 안정된 자존감과 건강한 자아상을 가지게 된다. 반면 그렇지 못한 경우에는 미성숙하고 과장된 자기상을 가지고 타인에 대해서는 이상화와 평가절하, 자신에 대해서는 과대지각과 열등감을 번갈아 가지게 된다. 자존감을 스스로 추켜세우기 위해서 타인을 무시하고 피해를 주거나 착취하기도 하며 온통 자기 자랑과 자만심으로 치장한다. 하지만 근본적으로 이런 사람들의 내면은 온통 열등감으로 가득 차 있다. 열등감을 부정하거나 왜곡시켜 극복하려는 모습으로 볼 수 있다.

열등감이 심해서 스트레스를 받는 성격에는 회피성(avoidnt) 성격도 있다. 하지만 겉으로 드러나는 모습은 자기애성 성격의 사람들과는 정반대로 나타난다고 볼 수 있는데, 이들은 억제, 위축되고, 내적으로는 친밀한 관계를 원하지만 창피를 당할까 염려해서 대인관계를 회피한다.

열등감에 시달리는 사람은 쉽게 스트레스를 받는다. 사소한 말 한마디에도 상처를 받고 지나치게 주위에 민감하기 때문이다. 이들이 스트레스를 극복하기 위해서는 타인의 시선과 반응에 과민하기보다는 스스로의 자신의 가치와 의미를 알고 인정해주는 것과 자신의 현실과 장단점을 수용하는 노력이 필요하다. 건강한 자존감을 재형성하기 위해서 정신과적 치료를 지속적으로 받는 것도 좋다.

지나치게 자신을 통제하는 강박성 성격

강박성 성격(obsessive-compulsive)은 완벽주의, 질서, 통제에 집착, 일중독 등을 특징으로 한다. 완고하며 융통성 없이 세밀함에 집착한다. 융통성이 요구되는 직업에는 적응에 실패하나, 반복 행위나 규칙을 요구하는 직업에서는 성공할 수 있다. 엄하고 권위적인 부모에게서 양육되었거나 정서적인 억제가 심한 경우에 강박적인 성격이 될 수 있다.

이들은 자신을 완고하며 경직된 것이 아니라, 주의 깊고, 의무감 있고, 도덕적이며, 책임감이 있다고 생각한다. 자신의 문제를 지식화하고 감정의 표현을 억압하며 일과 성취에 몰두하기 때문에 매우 긴장감이 높고 만성적 스트레스를 많이 받는다. 지적 활동과 업무적 일상에 반복적으로 빠져들기보다는 휴식과 여가 활동을 자주 즐기고 감정을 표현할 수 있는 정서적 · 예술적 활동에도 관심을 갖는 것이 좋다.

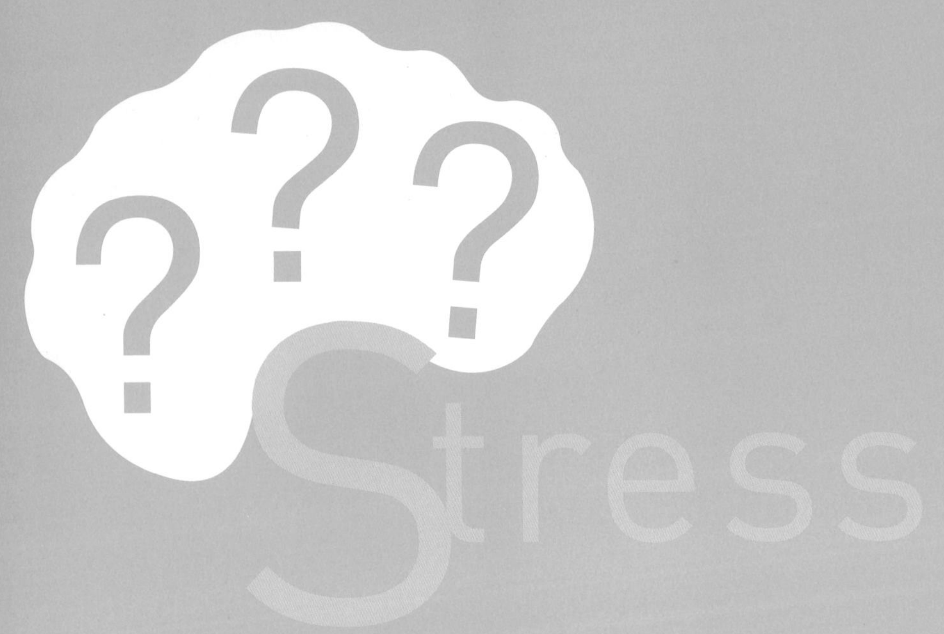
Stress

스트레스 줄이기

04

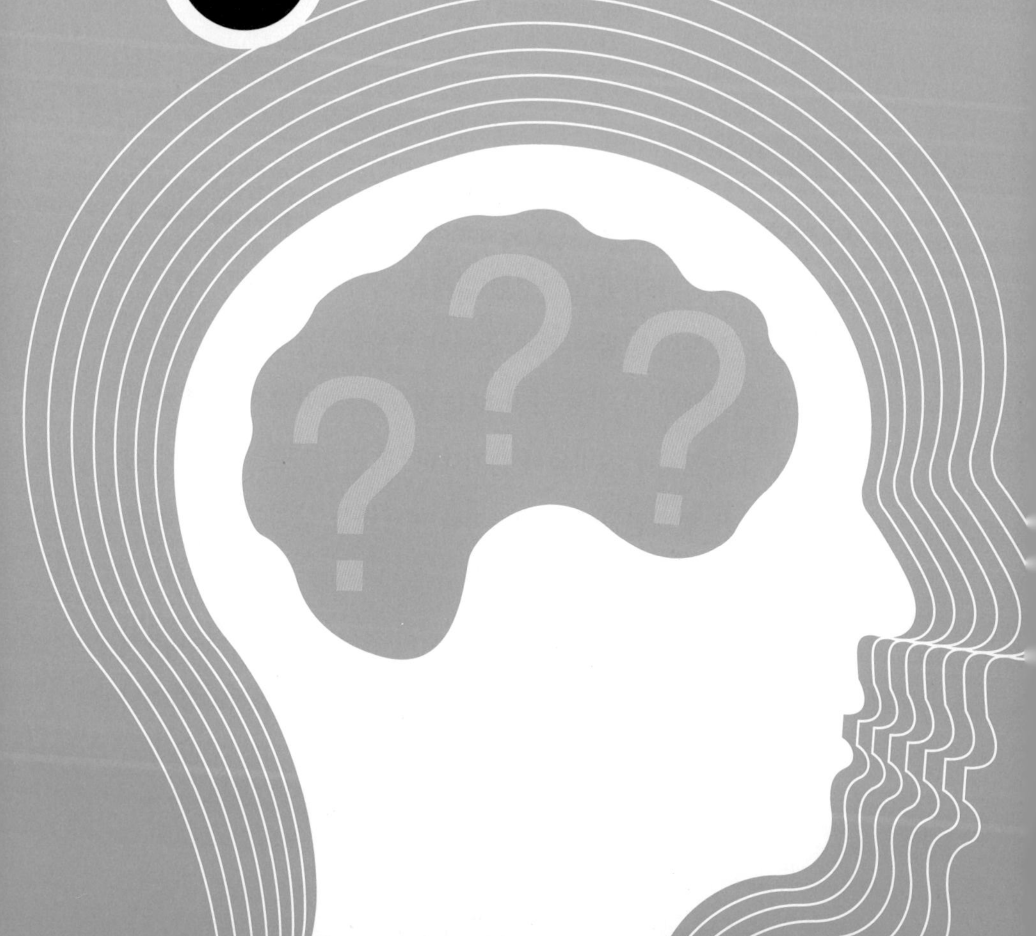

생각
바꾸기

최영희
메타 인지행동치료 연구소

| 오늘날 대부분 사람들은 건강하게 살고 싶어 한다. 현대 의학은 인간을 건강하게 살 수 있게 하기 위하여 생활 여건을 개선시켜 왔고 다양한 업적을 쌓아 왔다. 물론 다른 한 편으로는, 문명의 발달이 각종 공해와 독성물질들에 인간을 노출시켰고, 항생제에 더 이상 듣지 않는 병균들, 그리고 AIDS나 조류독감과 같은 무서운 질병들이 생겨났다. 또한 고도로 복잡해진 첨단 기술들은 현대인들에게 편리함을 제공하는 동시에 과도한 스트레스를 주기도 한다.

건강하게 산다는 것은 기본적인 생활이 규칙적이고 자연의 이치를 거스르지 않게 살아가는 것이다. 일정한 시간에 잠자고 깨어나

는 것, 규칙적인 영양식을 하는 것, 적절한 운동을 하는 것, 틈틈이 휴식을 취하고 명상의 시간을 갖는 것, 술이나 담배, 카페인 같이 해로운 물질을 삼가는 것과 같이 누구나 상식처럼 알고 있는 이런 사실들을 단순히 아는 것으로만 끝나는 것이 아니라, 실제로 실행하며 사는 것이 건강한 삶을 살아가는 기본인 것이다. 요즘 우리나라에서는 건강과 관련된 TV 프로그램들이 관심을 많이 끌고 있다. 화두도 '잘 먹고, 잘 살기'이다. 그런데 위에 열거한 기본적으로 지켜야 할 원칙을 지키려는 노력은 하지 않으면서 몸에 좋고 정력에 좋다면 기를 쓰고 찾아 먹으려는 사람들이 우리나라에는 의외로 많다. 좀 심하게 표현하면 노력을 안 하고 간단히 건강해지고 싶어 하는 얌체(?)들이라고 할 수 있다. 물론 건강을 위한 요소를 그저 몸에 저장하는 것만으로는 근본적인 건강을 영위할 수는 없지만 말이다.

 ## 생각바꾸기의 필요성

그러면 스트레스는 어떻게 막아볼 수 있단 말인가? 일단, 우리의 삶은 그 자체가 스트레스다. 보통 스트레스를 떠올리면 여러 골치 아픈 일들이나 짜증나는 대인관계를 생각하기 쉬운데, 스트레스란 비단 그런 것들에만 제한되는 것이 아니고, 급격한 온도나 습도의 변화, 또는 소음이나 공해일 수도 있다.

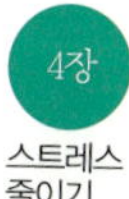
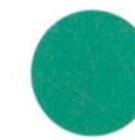
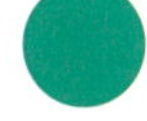

심지어 너무나 기쁘고 좋은 일들도 스트레스가 될 수가 있다. 그러니 복권에 당첨되거나, 열광적인 운동 경기를 관람하다가 갑자기 심장마비로 쓰러지는 경우를 간혹 보기도 하는 것이다. 따라서 우리 삶, 그 자체가 스트레스라면 스트레스에서 벗어나는 길은 관 속에 들어가는 것밖에 없다는 우스갯소리도 할 수가 있다. 결국 우리가 살아 숨 쉬고 있는 한 스트레스를 피할 수 없는 것이다.

그렇다면 우리가 할 수 있는 일은 무엇일까? 노력으로 바꿀 수 있는 것은 무엇일까? 그것은 바로 대처 능력을 강화시키는 데서 찾을 수 있는 것이다. 대처 능력을 강화시킨다는 것은, 다시 말해 건강하고 지혜로운 사람이 되는 것이다. 인간의 대처 능력은 갓난아기가 울어서 자신의 요구를 표현하는 하위 수준의 대처 능력에서부터 언어를 배워서 사용하고, 대인 관계를 맺어 유지하는 기술이나 어려운 문제를 해결하는 기술에 이르는 상위 수준의 대처 능력까지 참으로 다양하다. 그렇기에 우리 인간은 이 광활한 우주에 비하면 한없이 초라하고 미약한 존재이지만, 정신적 조망 능력과 통찰력이란 관점에서 보면 한없이 위대한 존재일 수도 있다.

무엇보다도 중요한 것은 정신적인 변화이다. 많은 사람들이 자신이 아닌 다른 사람 때문에 또는 환경 때문에 자신이 고통을 받는다고 여기면서, 타인을 바꾸고 환경을 바꾸기 위해서 많은 노력과 시간을 소모하고 살아간다. 하지만 아무리 노력을 해도 다른 사람의 생각을 바꿀 수는 없다. 환경을 바꾸는 것 또한 보통 어려

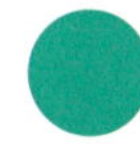

운 일이 아니다. 그나마 우리가 노력을 해서 바꿀 수 있는 것은 우리 자신일 뿐이다. 일단 자신이 변화할 수만 있다면 똑같은 사람과 똑같은 환경 속에서 살 수밖에 없다고 해도 우리는 고통을 극복할 수 있는 것이다.

오늘날 사람들은 수많은 정보의 홍수 속에 휩싸여 살아가고 있다. 그리고 이 사회는 고학력자를 요구하고 있지만, 아는 것이 많고, 좋은 학교를 졸업하고 높은 학위를 가지고 있는 사람이라고 반드시 지혜로운 것은 아니다. 지혜란 마음을 다스려서 자신을 고통으로부터 구해낼 수 있는 능력을 말한다. 희로애락의 감정과 다양한 신체적 불편감들과 부적응적인 행동들 모두 자신이 지닌 생각에 달렸음을 깨달아, 그 생각을 잘 다루어 고통에서 벗어날 수 있는 것이 바로 지혜인 것이다. 무엇보다도 기본을 지키고, 지혜롭게 살아가려고 노력하는 것이야말로 건강한 삶을 누리기 위한 필수 원칙이다.

자동적 사고와 소크라테스식 문답법

우리는 하루에도 무수히 많은 크고 작은 사건들을 경험하면서 희로애락의 감정을 느끼며 살아간다. 이런 감정의 변화들은 사건 그 자체보다는 그 사건을 어떻게 보고, 해석하는가에 달려있다고 앞에서 일관되게 다루었다. 그렇기 때문에 기분이 우울해지거나 불안해지거나 화가 났을 때 우리는 어떤 생각이 스쳐 가고, 왜 자신을 그런 감정으로 만들었는지를 찾아낼 필요가 있다. 그것을 자동적 사고 또는 역기능적 사고라고 했다.

찾아낸 자동적 사고를 다스리는 방법에 대해 알아보자. 자신을 기분 나쁘게 만든 자동적 사고를 다스리는 데는 소크라테스식 문답법이 많이 사용된다. 소크라테스가 제자들을 가르칠 때에 사용했다는 이 방법들은 진리를 찾는 방법으로 흔히 인용되고 있다.

소크라테스식 문답법의 첫 번째는 '증거는 무엇인가' 이다. 이러한 생각을 뒷받침하는 증거는 무엇인가? 아니면 이 생각에 반하는 증거는 무엇인가를 찾아보는 것이다. 자신이 찾아낸 자동적 사고의 내용이 진실임을 뒷받침하는 증거는 무엇인지, 잘못된 내용임을 뒷받침하는 증거는 무엇인지를 찾아내어서 자신의 자동적 사고의 옳고 그름을 따져보는 작업을 하는 것이다.

소크라테스식 문답법의 두 번째는 여타 다른 이유나 설명이 존재하는지의 여부다. 자신은 자동적 사고의 내용처럼 생각한 나머지 기분이 나빠졌는데, 과연 그 불쾌한 생각의 이유나 설명이 정확한 것인지, 혹은 또 다른 이유와 설명은 없을지 탐색해보는 것이다.

소크라테스식 문답법의 세 번째는 자신을 기분 나쁘게 만든 자동적 사고의 내용이 백 번 양보해도 맞는다고 가정하여 일어날 수 있는 가장 최악의 일은 무엇일까를 생각해 보는 것이다. 그리고 일어날 수 있는 최상의 일과 가장 현실적인 결과를 생각해 보고 이를 견주어 보는 것이다.

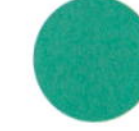

소크라테스식 문답법의 네 번째는 이런 자동적 사고를 믿음으로 얻는 이득이나 효과는 무엇인지 짚어보는 것이다. 그리고 자신의 생각을 수정했을 시 어떤 영향이 있을지도 가늠해 보는 것이다.

다섯 번째는 만일, 자신의 자동적 사고가 옳은 생각이라면 '나는 그 문제를 어떻게 해결해야 하는가'를 생각하는 것이다. 우리는 살다 보면 누구라도 기분이 나빠질 만한 사건들을 경험하게 된다. 자기 차례를 기다리며 한참 동안 줄을 서 있었는데 당당하게 새치기를 하는 사람을 만난 일, 누군가 자신에게 무례하게 대하거나 폭력을 행사하는 일, 남의 실수로 인해 자신이 피해를 당한 일 등 크고 작은 일들을 무수히 경험하며 살아가게 된다.

이런 경우는 문제해결을 하는 것이 필요하며, 문제해결 방식은 다음과 같은 순서로 하게 된다. 우선 멈추고 생각한다. '무엇이 문제인가?' 이 문제를 푸는 최선책은 이미 물 건너갔다. 그러면 차선책은 무엇인가? 다양한 차선책을 찾는다. 찾아낸 각각의 차선책에 대한 장점과 단점들을 나열해본다. 그 후, 가장 좋은 차선책을 선택하고, 선택된 차선책을 실행에 옮긴다. 실행에 옮기는 자신을 칭찬하고 결과를 본다. 만일 결과가 원하는 대로 되었으면 좋은 것이고, 예상과 다른 결과가 나오면 처음부터 다시 시작해서 무엇이 문제인가 생각해 본다.

지금까지 설명한 문제해결 방식은 살아가면서 부딪치는 많은 문제들을 해결할 때에 이미 사용한 방식일 수 있다. 다만 인지치료에서는 이런 문제해결 방식을 펜과 종이를 사용하여 직접 써가면서 문제를 풀어 보라는 점을 강조하는데, 왜냐하면 우리의 생각은 머릿속으로만 할 때에는 정리되기 어렵기 때문이다. 특히 우울하거나 불안한 사람들은 정신을 집중하기 어려운 생리적 상태에 있기 때문에 더욱 써가면서 이 작업을 하는 것이 필요한 것이다.

소크라테스식 문답법의 마지막 방법으로 만일 내게 아주 소중한 누군가가 나와 유사한 상황에 처해 있다면 '나는 그 사람을 어떻게 설득해서 마음을 편하게 해줄 것인가'를 생각해 보는 것이다.

필자는 진료실에서 이따금 아주 고지식해서 자신의 생각을 바꾸는데 어려움을 겪는 환자 분들을 만난다. 이런 경우, 환자 분에게 누군가 자신에게 아주 소중한 사람이 자신과 똑같은 상황에서 똑같은 생각을 하고 그래서 똑같은 고통을 받는다면 어떻게 그 사람의 생각을 바꾸도록 설득을 하겠느냐고 질문을 하고, 설득한 내용을 글로 써서 남긴 뒤, 이 정도면 충분히 마음이 바뀌었으리라 생각되는 내용을 자신에게도 적용시키라고 권한다.

생각을 바꾼다는 것은 경우에 따라서는 너무나 어려운 일이다. 어려서부터의 경험을 통하여 형성된 핵심적 믿음에 따라서 세상의 정보를 파악하고 해석하여 말하고 행동하도록 되어 있는 나란

존재가 어느 날 갑자기 자신의 생각 중 일부는 왜곡되어 있을 수
도 있고 잘못된 판단을 할 수도 있다는 사실을 깨닫고 받아들이기
는 힘들기 때문이다.

하지만, 필자의 환자 분 중에는 치료과정상의 인지행동치료 기
법을 잘 이해하고 자신에게 적용시켜서 비단 증상에서 편해지신
것만 아니라 병이 생기기 전보다 삶의 태도와 대인관계 등에서 판
이한 변화가 생겨 본인은 물론 가족과 동료로부터도 좋은 반응을
받는 경우를 자주 접하게 된다.

생각을 바꾸는 것은 지식을 얻는 것과는 다르다. 무엇을 안다는
것과 그것을 깨달아서 행동화한다는 것에는 엄연한 차이가 존재
한다는 것이다. 많은 이들이 자신의 문제를 알고는 있지만 바꾸기
힘들어한다. 술, 담배가 몸에 해롭다는 것을 알면서도 끊지 못하
고, 지나치게 욕심을 부려서 어떤 계획을 달성하려고 하는 것이
자신을 불안하고 고통스럽게 만든다는 사실을 알면서도 바꾸지
못한다.

생각을 바꾸기 위해서는 자신의 틀 안에서 바꾸려 해서는 안 된
다. 다른 사람이라면 이런 경우에 어떻게 할까? 다른 사람의 생각
을 빌려올 줄도 알아야 하다. 그렇다고 다른 사람을 무작정 따라
하라는 뜻이 아니다. 또한 다른 사람을 그대로 닮고 싶어도 그럴
수도 없다. 다만, 다른 사람의 사고방식 중에 일부가 자신에게 적
용되었을 때에 마음의 평화를 얻을 수 있다면 그런 사고방식을 빌

려다 내 것으로 만들라는 것이다.

우리의 궁극적인 목적은 건강한 마음을 가지고 살아가는 것이다. 그러기 위해서는 건강한 사고방식을 갖는 것이 필요하다. 그 이유는 정신적인 고통을 받는 사람들은 건강하지 못한 사고방식을 일부 가지고 있기 때문이다. 그렇기에 건강하지 못한 사고방식을 건강한 사고방식으로 바꿀 수 있을 때, 그동안 그렇게 열심히 찾아도 찾아지지 않았던 마음의 평화를 비로소 얻게 될 것이다.

스키마가 좌우한다

생각 다스리기는 간단하고 쉬워 보일 수도 있지만, 대개가 생각 바꾸기가 무척 힘들다는 말들을 한다. 그 이유는 당연하다. 인지 모델에서 설명하는 것처럼 자동적 사고는 핵심 믿음 즉 스키마로부터 생성되기 때문이다. 따라서 자신의 핵심 믿음으로부터 생겨난 자동적 사고를 수정하려는 주체가 바로 자신이기 때문에 자신이 찾아낸 자신의 자동적 사고 속에는 오류가 별로 없는 듯이 느껴지고 결국에는 바꾸기 어렵다는 결론을 내리게 되는 것이다. 따라서 생각을 다스리기 위해서는 자신과는 다른 생각과 믿음 체계를 가진 사람의 입장이 되어서 생각의 수정 작업을 해야 한다.

주변을 둘러보면 자신과 생각이 다른 사람들은 쉽게 찾을 수 있

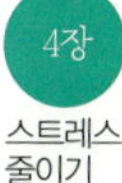
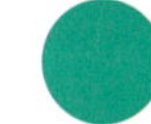

는데, 그런 사람들은 대부분 자신이 싫어하거나 미워하는 사람들일 경우가 많다. 그런데 아이러니하게도 그런 사람들의 사고방식 중에는 자신은 참으로 싫어 하지만 그런 식으로 생각을 하면 참 편할 것 같은 생각들이 있다. 바로 그런 생각들을 자신의 것으로 받아 들여서 자신을 편하게 만들라는 것이다. 물론 상대방을 무작정, 무작위로 모방하며 살아갈 수도 없고 그럴 필요도 없다. 다만 일부 상대의 사고방식이 자신의 문제를 해결하는데 도움이 될 수 있다고 판단되면 카피를 하라는 것이다.

생각 바꾸기

　필자가 흔히 예를 드는 이웃집에 사는 두 아줌마가 있다. 어느 날 두 사람이 찜질방에서 만나 이야기를 나누는데 A라는 아줌마가 B 아줌마에게 푸념을 털어 놓는 것이다. 어젯밤에 남편이 아무 연락도 없이 새벽 2시가 되어서 들어 왔다는 것이다. 보통 때에는 늦어도 12시 전에 들어오고 또 피치 못하게 늦을 때에는 미리 연락을 주던 남편이기에, 12시 자정을 넘기니 어디서 사고가 난 것이 아닌가 하는 생각에 불안하기도 하고, 혹시 어디서 여자와 놀아나고 있는 것이 아닌가 하는 생각에 화가 나기도 했다는 것이다. 밤새 잠을 못자고 초조해서 안절부절 못하던 차에 새벽에 들어오는 남편을 잡고 사네 못사네 하면서 한바탕 난리를 쳤다는 것이다. 늦은 이유는 퇴근하려는데 거래처에서 연락이 와서 업무상 상의할 것이 있으니까 술 한 잔하면서 이야기를 하자고 해서 간단하게 끝날 줄 알고 연락을 안했는데 막상 만나서 이야기를 하다보니 이야기가 길어지고 핸드폰의 배터리도 나가고 12시도 넘어서 잘 줄 알고 전화를 안했다는 설명을 하더라는 것이다.

● ● ● ● ● ● ● ● ● ● ● ● ●

A의 이야기를 듣던 B 아줌마는 "왜 밤새 안자고 난리를 쳐. 나는 남편이 늦으면 그냥 자버려. 그래야 편히 살지, 안 그러면 어떻게 살아?"라고 한다. A는 B에게 따지듯이 묻는다. "아니, 그럼 남편이 사고라도 나면 어쩌려고 그래?", "이봐, 자기가 안자고 깨어서 걱정을 하고 있으면 사고가 안 나고, 쿨쿨 자면 사고가 잘 나? 어차피 내가 걱정하든 말든 사고가 나는 것과는 무관한 거야.", 한 풀 꺾인 A가 다시 B에게 묻는다. "그러다가 바람이라도 나면 어떻게 하지?" B 아줌마는 A를 안타깝다는 듯이 쳐다보며, "이봐요. 그렇게 자신이 없으면 아예 묶어 놓든가. 아니면 일거수일투족을 감시할 수 있게 만들어 놓지 그래? 내 눈앞에서만 그런 짓을 안 하면 믿고 사는 수밖에 없지, 안 그래? 안 그러면 매일 감시하고 살 거야? 정말 그런 일이 확실한 증거를 가지고 일어난다면 그때 가서 해결하면 될 것 아니야?"라고 말한다.

여러분은 A와 B중에 누구의 삶이 편하다고 생각하는가?

사실 우리의 삶에 일어나는 수많은 문제들을 해결하는데 있어 정답이란 존재하지 않는다. 다만 가장 효율적인 답만이 존재한다고 볼 수 있다. 이 사람에게 잘 맞는 해결책이 다른 사람에는 맞지 않을 수도 있는 것이다. 따라서 우리가 선택해야 할 답은 선과 악의 기준도 아니고 옳고 그름의 기준도 아닌 자신의 마음을 편하게 하는 건강한 답인 것이다. A 아줌마가 살아가기에 너무나 고통스럽다면 B 아줌마의 가치관을 배울 필요가 있다. 그렇다고 B를 100% 닮으라는 것도 아니다. 100% 닮으려고 노력해도 우리는 남을 그대로 카피하지는 못한다. 다만, 상대의 성격이나 가치관의 일부를 빌어서 자신을 고통으로부터 해방시키는 작업을 하면 되는 것이다.

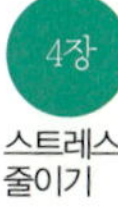

스트레스 비만 효과적인 관리

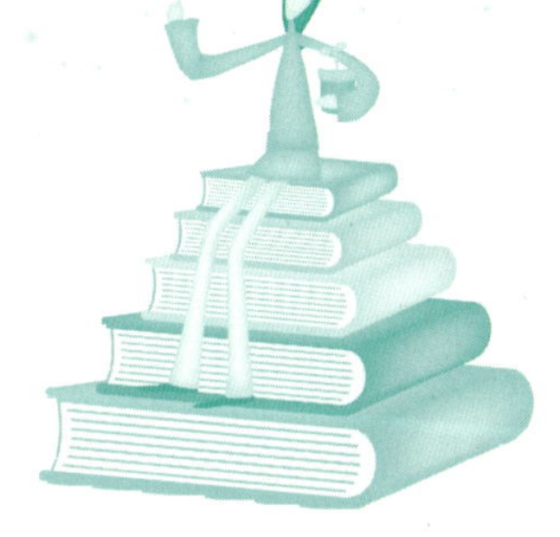

김 진 세
고려제일정신과
원장

흔히 화가 나거나, 또는 스트레스받으면, 먹어서 푼다고 한다. 임상에서 보면, 비만 환자들의 대부분은 스트레스로 인한 폭식을 경험하고 있다. 왜 스트레스를 받으면 많이 먹고 살이 찌게 되는 것일까?

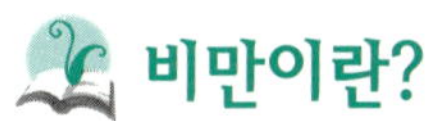 **비만이란?** 비만이 정신적인 건강과 신체적인 건강에 악영향을 주는 것은 더 이상 논란거리가 아니다. 우선, 비만은 자신감이나 자기 만족감에

많은 영향을 준다. 뿐만 아니라, 당뇨와 같은 대사성 질환의 주된 원인이 되며, 유방암과 대장암과 같은 일부 암은 비만한 사람에게서 많이 발생한다.

비만이란 단순히 몸무게가 많이 나가는 것을 뜻하는 것은 아니다. 비만의 정의는 다양하지만, 일반적으로 체질량지수와 체지방률을 가장 많이 이용한다. 체질량지수(Body mass index)는 몸무게를 키의 제곱으로 나눈 값이다. 연령과 성별마다 차이는 있으나, 그 값이 20~24가 정상이고, 20 미만은 저체중, 25~29는 과체중, 30 이상은 비만이라고 정의한다. 체지방률을 기준으로 하면, 전체 몸무게에서 지방이 차지하는 비율이 남성의 경우 20% 이상, 여성의 경우 30% 이상이면 비만으로 정의한다.

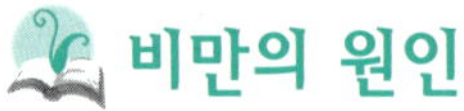 비만의 원인

비만의 원인은 다양하다. 유전적 요인(렙틴 부족 등), 신체적 질병(쿠싱씨 증후군 등), 정신적 질병(식이장애 등)이 있지만, 그보다는 필요 이상의 열량을 섭취하고 운동이 부족한 경우가 더 흔하다. 특히 스트레스가 많은 경우 식사 행동이 변화해서 지나치게 많은 열량을 섭취하게 되어 여분의 열량이 지방으로 변화하여 체지방이 늘게 된다.

스트레스를 받으면 살이 찌는 이유

스트레스를 받으면, 신체는 위험을 이기기 위해 여분의 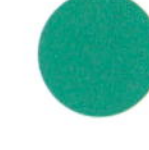

에너지를 만들어낸다. 어찌 보면 스트레스를 받아 살이 찌는 것은, 일련의 자기 방어 과정이라고 할 수도 있다. 오히려 급성 스트레스의 경우에는 살이 빠지는 효과가 있다고 할 수 있다. 하지만 만성적으로 스트레스를 받으면 식이 습관이 바뀌어 비만해지게 된다.

물론 스트레스로 인해 식욕의 변화 정도는 심리적이거나 생리학적인 개인차가 존재하기는 한다. 하지만 많은 경우, 스트레스를 받으면 초기에는 부신피질 자극호르몬 방출호르몬이 분비가 되어 오히려 식욕이 줄어들지만, 곧이어 분비되는 글루코콜티코이드는 식욕을 증가시킨다. 더구나 스트레스를 받게 되면, 쉽게 에너지원으로 사용할 수 있는 탄수화물이나 단 음식을 찾게 되는데 이 또한 비만을 불러일으키는 중요한 요인이 된다.

스트레스로 인한 신체적인 변화뿐만 아니라 심리적 변화도 폭식을 유발한다. 대부분의 사람들이 음식을 먹는 이유는 영양학적으로 필요해서이기도 하지만, 정서적 식탐때문이기도 하다. 이 감정적 배고픔을 지나치게 억압하면, 스트레스 상황에서는 오히려 폭식을 유발하게 된다. 예를 들어, 비만에 대한 관심이 많아지면서 많은 사람들이 적게 먹고 적은 칼로리만 섭취하려고 노력한다. 이러한 일상적인 다이어트 족들은 평소 음식 섭취에 대한 욕구를 너

무 눌러 놓아서, 스트레스를 받는 경우에는 평소에 다이어트를 안
하는 사람보다 폭식을 하게 되는 경향이 강하다.

스트레스로 인한 비만 극복하기

모든 질병이 그렇듯이, 예방이 최선의 치료이다. 어차피 스트레스는 피할 수 있거나 완전히 없앨 수는 없다. 그러므로 평소의 스트레스 관리는 비만뿐만 아니라 다른 스트레스 문제를 해결하는 근본 원칙이다.

이완기법은 매우 효과적인 스트레스 관리법이다. 이 치료법은 반복해서 훈련할수록 더욱 좋은 효과를 낸다. 비만의 경우에는 전반적인 긴장과 불안을 완화하여 폭식 행동으로 발전하는 것을 막을 뿐만 아니라, 적정한 식사 후에도 더 먹고 싶은 충동이 생기는 경우에 시행할 경우 정서적 식탐을 감소시킬 수 있다.

인지재구성 기법은 스트레스를 인지하고 이에 반응하는 생각과 감정을 건전하게 해주는 치료법으로, 스트레스만 받으면 먹어서 풀려고 하는 습관이 있는 경우 효과적이다. 예를 들어, 폭식을 하는 이유를 분석해보면, 대부분 배가 고파서가 아니고 스트레스 때문이라는 것을 알게 될 것이다. 그러므로 단순히 먹는 것을 억제하기만 하는 것보다는, 다른 건전하고 합리적인 스트레스 해소법을 익히는 것이 비만을 방지하는데 도움이 될 것이다.

그 밖에 자기주장 훈련, 문제해결기법, 대인관계 치료 등의 다양한 치료법이 스트레스로 인한 비만에 효과적이다. 물론 다른 원인으로 인한 비만의 경우에도 비만 자체가 스트레스로 작용하므로 함께 치료해주는 것이 원칙이다.

이완요법

유 상 우
연세 Yoo & Kim
신경정신과

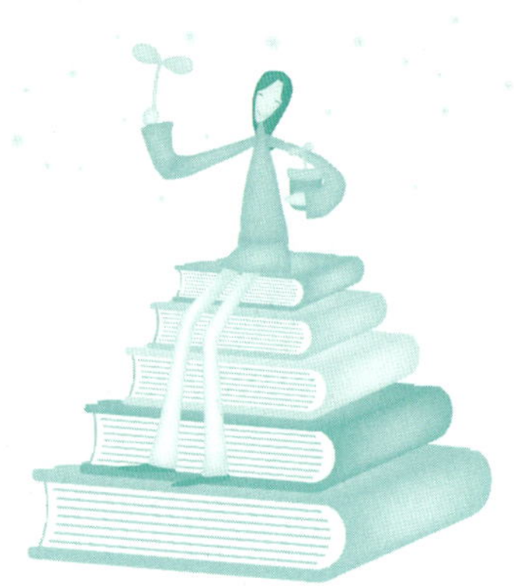

스트레스로 인한 비만 극복하기

'지금 긴장하고 있나?' 라는 질문을 주변 사람들로부터 받을 수밖에 없는 사람들이 있다. 면접을 기다리고 있는 신입사원 지원자, 교수들 앞에서 예체능계 실기시험을 막 치를 예정인 수험생들, 호랑이 부장에게 보고를 위하여 사무실 문을 노크하는 회사 사원 등 이루 헤아릴 수 없는 사람들이 긴장과 함께 하는 삶을 산다.

직업 자체가 긴장과 스트레스의 연속인 경우도 많다. 기자, PD, 방송작가들이 그 예인데, '마감일 증후군' 에 시달리는 이들은 만성적인 두통, 목 뒤가 뻣뻣하거나 잦은 통증에 시달린다. 이러한 통증에는 이유가 있다. 어느 누구나 스트레스를 받는 상황에서는 심리적 긴장과 함께 신체적인 긴장이 동반된다. 신체적인 긴장은 근육에 분명하게 나타나는데 만성 불안 긴장 상태에서 흔하게 나타나는 두통이나 뒷목의 통증이 그 예가 될 수 있다.

신체 각 부분이 뇌의 지배를 받으니 마음만 먹으면 자신의 의지대로 조절할 수 있는 것 같지만 그렇지 않다. 가령 의식적으로 "심장아 빨리 뛰어라"라고 명령을 내린다고 심장박동이 빨라지거나 "소화를 잘 시켜라"라고 명령을 내린다고 해서 위장이 소화를 잘 시키는 것은 아니다. 팔, 다리 등의 사지를 제외한 나머지 부분은 자신의 뜻과 상관없이 자율신경계에 의해서 조절된다.

스트레스로 인하여 불안이나 긴장을 느끼면 즉각적으로 자율신경계의 일부인 교감신경계가 활성화되어 심장박동수와 호흡수 등이 증가하고 더불어 근육긴장이 일어난다. 심리적으로 불안한 것과 근육이 긴장하는 것과 무슨 관계가 있느냐며 의아해 하는 사람이 있겠지만 심리상태와 근육긴장은 밀접한 관련이 있다. 생각해 보라. 편안하게 누워서 불안하다고 이야기 하는 사람이 있는가. 따라서 스트레스를 받거나 불안을 느낄 때 긴장된 근육을 풀어주면 스트레스를 조절하는데 많은 도움이 된다.

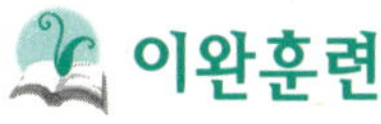 **이완훈련**

1930년대에 정신과의사 에드먼드 제이 콥스가 개발한 이완훈련인 점진적 근육

이완법(progressive muscle relaxation)은 '반복적인 훈련을 통해 근육의 긴장상태를 이완상태로 전환시키는 훈련'을 말한다. 이 훈련은 심리적 긴장과 신체적 긴장 사이에는 강한 연관성이 있다는 사실에 이론적인 근거를 두고 있다. 심리적으로 불안이 심해지면 온몸의 근육에 긴장이 오듯이, 신체적 긴장 즉 근육 긴장을 감소시키면 심리적 불안을 줄일 수 있다는 이론을 이용한 것이다. 이 훈련을 하게 되면 근육만 이완되는 것이 아니라, 교감신경계의 활성화로 인한 심신 전체의 긴장도 함께 저하된다.

누구나 한번쯤 긴장을 하거나 불안을 느낄 때 얼굴을 비롯한 온몸의 근육이 굳어지는 것을 느껴보았을 것이다. 이러한 긴장상태가 오래 계속되면 머리가 지끈지끈 아프고 목 뒤, 어깨 부위에 통증을 느낀다. 점진적 근육이완법은 이러한 상태의 근육을 이완된 상태로 만들고 심리적인 불안을 해소하게 해준다.

점진적 근육이완법에서는 먼저 자신의 근육긴장도를 느끼는 것이 첫 번째 목표이다. 특정 근육을 수축시키고 긴장을 유지한 상태에서 그 감각을 기억해 둔 다음 근육을 이완시키면서 긴장이 사라지는 느낌에 집중한다. 이때 주의해야 할 것은 이완하려고 노력하지 말고 자연스럽게 이완되도록 내버려두어야 한다. 이런 과정을 다른 근육들에도 반복적으로 실시하다보면 언제 어디서나 근육이 긴장된다고 느껴지는 순간에 의식적으로 근육을 이완시킬 수 있게 되고, 더불어 불안을 감소시킬 수 있다.

이완훈련의 구체적 방법

근육이완법의 구체적인 훈련법은 다음과 같다. 각 부위를 연습하고 궁극적으로는 전신 근육을 이완시키는 연습을 하게 되는데, 이것은 팔걸이가 있는 의자에서 할 수 있는 훈련법이다.

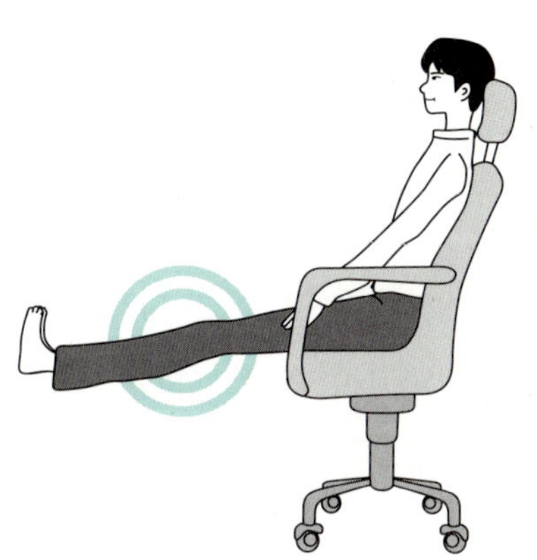

팔꿈치 아래쪽 부위

팔걸이에 양팔을 올려놓은 다음 주먹을 꽉 쥐고 손목을 말아 올려서 팔 아래쪽을 긴장시킨다. 10초 동안 긴장감을 유지하면서 꽉 조이는 듯하고 잡아당기는 듯한 불편한 느낌에 집중한다. 그런 다음 20초간 서서히 긴장을 풀면서 손바닥이 아래로 향하게 손과 팔을 의자 팔걸이에 편안히 걸쳐 놓는다. 절대 한꺼번에 힘을 빼서는 안 된다. 20초간 서서히 힘을 빼면서 손과 팔에서 긴장이 스르르 풀려나가는 느낌에 집중해야 한다.

팔꿈치 위쪽 부위 양팔을 몸에 꼭 붙여서 팔꿈치 위쪽 부위(알통 부위)를 긴장시킨다. 이때 어느 정도 긴장되는 것은 막을 수 없지만 가급적 다른 곳의 근육들은 긴장되지 않도록 한다. 10초간 긴장을 유지하면서 팔 뒤쪽에서 양 어깨, 등까지 뻗쳐가는 긴장감을 느낀다. 그런 다음 20초간 긴장을 풀면서 양팔을 편안하게 축 늘어지게 한다. 양팔이 무겁고, 따뜻하며, 편안하게 느껴지는 감각을 느낀다.

종아리 부위 발을 바닥에서 떼고 다리를 쭉 뻗은 상태에서 발가락 부위를 위로 당겨 다리 종아리 근육을 긴장시킨다. 10초간 긴장을 유지하면서 발에서부터 발목, 정강이, 종아리 근육까지 퍼져나가는 감각에 정신을 집중한다. 그런 다음 20초간 서서히 긴장을 풀면서 다리를 편안하게 바닥에 걸쳐 놓는다. 근육이 긴장했을 때와 이완했을 때의 차이를 느껴보고, 긴장이 풀리는 느낌, 완전히 이완된 느낌, 따뜻하고 무거운 느낌을 즐긴다.

허벅지와 엉덩이 부위 다리를 바닥에서 떼고 허벅지와 엉덩이 근육을 꼭 조인다. 10초 동안 그 상태를 유지하면서 엉덩이로부터 당겨지는 듯한 느낌, 허벅지의 긴장감을 느낀다. 20초간 서서히 긴장을 풀면서 다리가 바닥에 무겁게 떨어지도록 한다. 그리고 긴장이 사라지는 편안한 느낌에 집중한다.

복 부 배를 등 쪽으로 홀쭉하게 수축시켜서 긴장시킨 다음 10초간 꽉 조이는 느낌에 정신을 집중한다. 20초간 천천히 배에서 힘을 빼면서 복부에 따뜻한 감각이 흘러드는 것을 느낀다.

가슴 부위 숨을 깊게 들이쉬고 그대로 숨을 멈추어 가슴 부위를 긴장시킨다. 10초간 호흡을 멈추어 긴장상태를 유지하면서 가슴과 등 주변의 긴장감을 느낀다. 그런 다음 가슴으로부터 서서히 공기가 빠져나가게 하고 평소대로 숨을 쉰다. 20초간 부드럽고 편안하게 호흡한다.

어깨 부위 양쪽 어깨와 귀 사이에 줄이 연결되어 있고, 어깨가 귀 쪽으로 잡아당겨져 있다고 상상한다. 10초 동안 그 상태를 유지하면서 어깨 주위의 긴장감, 등을 따라 목과 머리 뒤로 뻗쳐가는 느낌에 주의를 집중한다. 그런 다음 20초 동안 서서히 아래로 어깨를 늘어뜨리면서 이완된 느낌, 편안한 느낌을 즐긴다.

목 부위 목 뒤로 의자 등받이를 누르면서 턱을 가슴 쪽으로 붙인다. 10초 동안 그 상태를 유지하면서 목 뒤쪽의 조이는 듯한 감각이 머리로 퍼져가는 느낌에 집중한다. 20초간 서서히 힘을 빼면서 머리를 의자 등받이에 편안하게 기댄다. 긴장했을 때와는 다른 편안한 느낌을 즐긴다.

입, 턱,목구멍 부위 이를 꽉 다물고 억지웃음을 짓듯 양쪽 입가를 귀 쪽으로 올려 입과 턱, 목구멍을 긴장시킨다. 10초간 그대로 긴장상태를 유지한 다음 20초간 서서히 긴장을 푼다. 입, 목구멍, 턱 주변의 근육들이 편안해지는 느낌을 즐긴다.

눈 부위 눈을 5초간 꼭 감았다가 5초간 서서히 힘을 뺀다. 다시 한 번 5초간 눈을 꼭 감았다가 5초간 서서히 힘을 뺀다. 눈가의 긴장이 사라지는 느낌에 집중한다.

이마 아래쪽 부위 얼굴을 찡그리고 눈썹을 가운데로 몰아 주름을 만들어서 이마 아래쪽을 긴장시킨다. 10초간 긴장상태를 유지하면서 이마와 머리 꼭대기의 긴장감을 느낀다. 10초간 서서히 긴장을 풀면서 주름살이 펴지고 이마가 편안해지도록 한다.

**이마 위쪽
부위** 눈썹을 가능한 한 위로 올려서 이마 위쪽을 긴장시킨다. 10초간 그대로 긴장을 유지하면서 주름살이 생기고, 이마가 머리 쪽으로 당겨지는 감각을 느낀다. 10초간 힘을 서서히 빼면서 눈썹을 아래로 편안히 내리고 긴장감이 사라지는 감각에 집중한다.

근육을 각 부위별로 이완시키는 방법을 알아보았다. 근육이완법의 효과를 높이려면 편안한 자세로 눈을 감고, 꽉 조이는 허리띠나 옷을 느슨하게 하면 더욱 효과적이다. 처음에는 조용한 곳에서 실시해도 별다른 효과를 못 볼 수도 있다. 그러나 수주 간 매일 2회씩 연습을 하면 시끄러운 환경에서도 잘할 수 있게 된다.

근육이완법의 궁극적인 목표는 전신의 근육을 이완시키는 것이다. 따라서 각 부위별로 근육 수축과 이완이 잘 이루어진다면 이제 전신의 근육을 한꺼번에 수축했다가 이완시키는 훈련을 한다. 다음 순서대로 모든 근육을 거의 동시에 10초 동안 수축시킨 후 20초에 걸쳐 천천히 이완시킨다.

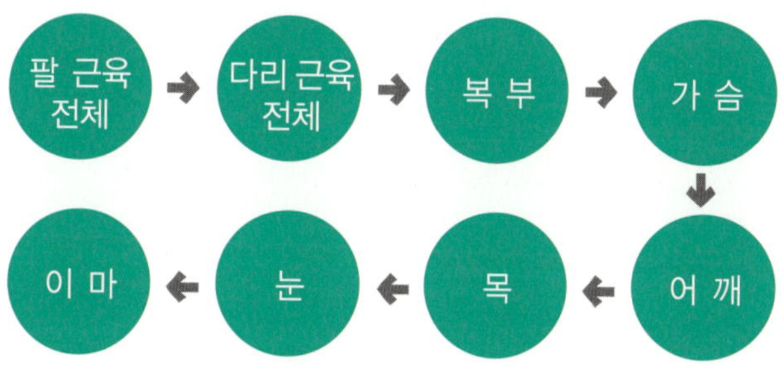

훈련과정을 다음의 이완기록표에 기록을 해나가도록 한다. 꾸준히 기록을 해 나가면 연습 시의 집중도, 이완도를 포함한 진행과정을 한 눈에 알아볼 수 있어 좋다. 이완법을 생활습관화하여 평상시의 스트레스를 다스린다면 일상생활이 편안해지는 경험을 하게 될 것이다.

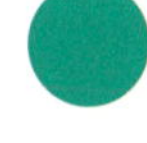

이 완 기 록 표

이완과 집중의 정도를 0에서 8까지의 점수로 채점하세요.
(0 = 전혀 아님   8 = 최고로 좋음)

월 / 일	연습	연습 종료 시의 이완도	연습 시의 집중도
	1		
	2		
	1		
	2		
	1		
	2		
	1		
	2		
	1		
	2		
	1		
	2		
	1		
	2		
	1		
	2		

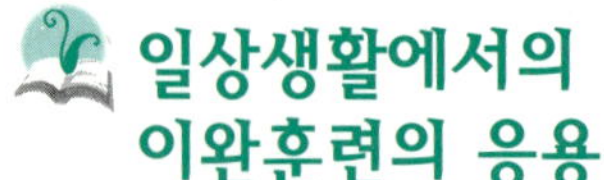

일상생활에서의 이완훈련의 응용

지금까지 부분적인 이완훈련에서 전신을 이용한 훈련법을 다루어 보았다. 이러한 훈련들을 일상생활에 간단하게 활용하는 몇 가지 방법을 알아보도록 하자.

누워서 이완훈련하기

의자에 앉아서 하는 이완훈련과 똑같은 방법으로 누워서도 할 수 있다. 의자에 앉아서 하는 이완훈련과의 차이점은 팔과 다리를 움직이지 않고 누워있는 상태 그대로 수축과 이완을 반복하는 것이다. 누워서 하는 이완훈련의 장점은 매일 밤 잠들기 전 일정하게 할 수 있다는 점과 이완훈련 자체가 불면증의 치료를 비롯하여 입면유도를 용이하게 하는 등의 효과를 갖는다는 것이다. 잠자리에 들기만 하면 오히려 생각이 많아지면서 정신이 맑아진다면 꼭 시행해볼 만한 훈련이다.

미니 이완훈련

스트레스에 의하여 가장 많이 영향을 받는 신체부위는 뒷목이나 등 위쪽이다. 미니 이완훈련은 부분수축훈련 중 목 뒤와 어깨부위를 수축, 이완하는 훈련이다. 이 훈련의 특징은 사람이 많은 장소에서도 별 문제없이 시행할 수 있으며, 전신 이완훈련에 비하여 그 효과는 떨어지지만 손쉽게 행할 수 있다는 장점이 있다.

> **Tip** 저자가 직접 제작한 근육이완법 동영상(요약판)을 다음 사이트에서 볼 수 있습니다. 동영상 그대로 훈련을 따라 하면 됩니다.
> www.YNKclinic.com

스트레스와 성장
행복과 성공을 위하여

박주언
계요병원
한국EAP협회

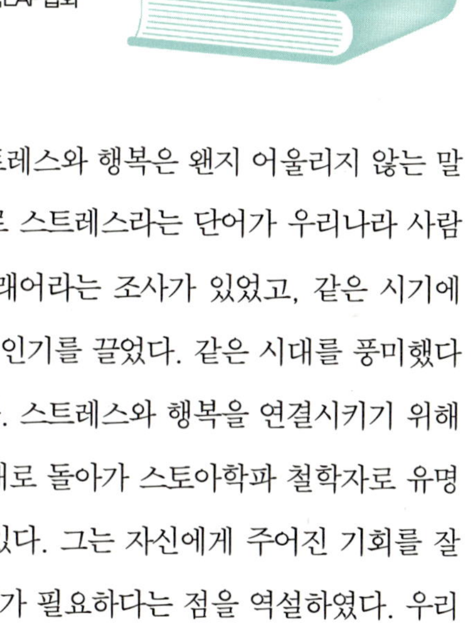

| 스트레스와 행복은 왠지 어울리지 않는 말이다. 하지만 2000년 전후로 스트레스라는 단어가 우리나라 사람이 가장 많이 사용하는 외래어라는 조사가 있었고, 같은 시기에 웰빙이란 단어가 선풍적인 인기를 끌었다. 같은 시대를 풍미했다면 뭔가 이유가 있음직하다. 스트레스와 행복을 연결시키기 위해서는 기원전 네로 황제 시대로 돌아가 스토아학파 철학자로 유명한 세네카를 만날 필요가 있다. 그는 자신에게 주어진 기회를 잘 이용하기 위해 만반의 준비가 필요하다는 점을 역설하였다. 우리가 운이 좋다는 의미의 행운조차도 단순히 기회가 주어졌을 때 일

어나는 것이 아니라 준비가 된 상태에서 기회를 이용할 수 있을 때 가능하다는 점이다. 세네카의 명언을 해석하기 위해 우선 고려할 것은 스트레스 상황이 하나의 위기 상황이라 할 수 있다. 위기(危機)라는 말은 미국 대통령 케네디가 위험과 기회라는 이중적 의미로 인용하면서 경제학계와 교육학계에서 먼저 사용되어 퍼진 단어이다. 이런 측면에서 스트레스는 하나의 위험 요소이면서 기회이기도 하다. 스트레스를 위험 또는 불편한 요소로만 받아들여지는 것은 이런 이중적 의미의 한쪽 측면만 강조한 것이다. 반대의 쉬운 예로 시험공부를 들 수 있다. 이럴 때 받는 스트레스는 장래의 성장을 위해 통과의례의 역할을 한다. 이렇게 명확히 보이는 경우는 대부분 기회라는 측면을 받아들이기 쉽다.

하지만 기회가 단기적 측면에서 명확하지 않는 경우는 스트레스를 극복하는데 필요한 힘(strength)을 키우려는 노력을 하지 않으려는 것도 사실이다. 대부분 삶의 경우 장기적인 측면에서 보면 위험만 있는 스트레스 상황은 극히 드물다.

또 세네카의 명언과 관련하여 고려해야 할 부분은 현재의 행복이라는 단어도 행운이라는 뜻에서 출발하였다는 점이다. 결국 현대적으로 해석하면 만반의 준비 상태에 적절한 기회가 주어지는 경우 행복을 만끽할 수 있는 것이다. 스트레스에 초점을 맞추어 다시 재해석하면, 스트레스를 감당할 수 있도록 힘을 키우고 극복해나가는 과정이 행복에 이르는 길이라고 할 수 있다.

　이런 측면에서 스트레스 관리를 생각해 볼 수 있다. 일반적으로 스트레스를 관리한다는 것은 스트레스의 부정적인 측면을 줄인다는 말로 이해되기 쉽다. 일례로 스트레스를 줄이기 위해 현재 하고 있는 일을 쉬라는 권고를 받을 수 있다. 하지만 '힘들어도 먹고 살기 위해서, 상사나 동료의 눈치가 보여서, 나약한 모습은 보이기 싫어서' 등의 내외적 이유로 인해 그 선택을 받아들이기 쉽지 않다. 이런 상황에서 할 수 있는 선택은 무엇일까? 이것을 해결하기 위해 먼저 스트레스의 두 가지 요인을 고려해야 한다. 하나는 받아들일 수 있느냐는 점이고, 다른 하나는 어떻게 다루느냐는 측면이다. 이런 관점에서 스트레스를 나쁜 스트레스와 좋은 스트레스로 분류할 수 있다.

　나쁜 스트레스로 인식되었다는 의미는 받아들일 수 없는 일이 예상하지도 못한 상황에서 발생하였고 해결할 수도 없는 상태를 말한다. 심각한 경우 스트레스에 압도되어 저항할 수 없는 지경에 이를 수 있다. 일반인들이 스트레스라고 칭하는 경우가 이런 나쁜 스트레스에 해당한다. 반면 좋은 스트레스로 인식하는 것은 기대한 정도의 일 또는 힘들지만 자신에게 의미가 있는 일로 받아들이면서 동시에 노력하면 충분히 극복할 수 있다는 태도에서 출발한다. 결국 극단적인 경우를 제외하고는 나쁜 스트레스로 인식하느냐, 좋은 스트레스로 받아들이느냐는 완전히 자신에게 달린 것이다.

같은 관점에서 스트레스를 관리하는 것도 두 가지 방식이 존재한다. 나쁜 스트레스로 인식된 경우 주로 그 견디기 힘든 스트레스를 직접 감소시키기 위해 노력한다. 앞서 언급되었던 일을 쉰다는 것이 자신에게 닥친 스트레스 반응을 줄이기 위한 하나의 노력이라 할 수 있다. 이 방식은 스트레스라는 변화가 자신에게 발생했을 때, 그 변화가 다시 자신에게 유리하게 될 때까지 무한정 기다리는 것이다. 매우 심각한 스트레스 상황에서 자신이 감당할 수 없을 정도로 힘들 때 주로 사용되고 단기적으로는 효과적이다.

이런 이유로 일반적인 스트레스 상황에서 가장 흔히 사용된다.

하지만 이 방식을 주로 사용하는 경우 외부 상황이나 요인에 영향을 받기 매우 쉬운 상태로, 외부 상황이 자신에게 불리하면 항상 스트레스 상태로 지낼 수밖에 없다. 이런 상황에서는 스트레스 반응을 줄이는 데 급급하여 결국 지치기 쉽다. 이렇게 단기적인 효과는 있지만 장기적으로 자신의 성장에는 도움이 되지 못하고 오히려 해로울 수 있다. 반면 다른 방식의 스트레스 관리로는 스트레스 요인이 발생했을 때 좋은 스트레스로 받아들이고 장기적으로 그것을 이길 수 있는 힘을 기르는 것이다.

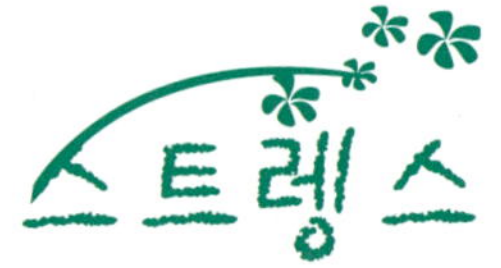

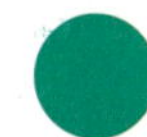

이 방식은 스트레스라는 변화가 자신에게 발생했을 때 먼저 자신이 변하여 힘을 기르는 방향으로 진행된다. 스트레스 상황에서 자신이 변한다는 것은 오히려 단기적으로 스트레스 반응이 증가할 수 있다. 특히 이전 습관과 매우 다른 방식으로 대응하기 위해서는 상당히 많은 연습이 필요하다. 한두 번의 시도로는 스트레스를 줄이고 행복감을 향상시킬 수 있는 습관을 가질 수 없다. 하지만 힘든 상황을 극복한 경험을 통해 자신감이 올라가고 그 자신감을 바탕으로 이후의 스트레스 상황에서도 낙관적인 결과를 지속적으로 희망하고 추구한다.

더구나 한 단계 업그레이드된 적응 기술에 익숙해지면 유사한 스트레스에 대해서도 내성이 생겨 더 잘 대처할 수 있다. 새로운 습관이 형성된다는 것은 뇌 과학 입장에서 보면 뇌 신경세포 연결 방식의 변화라고 할 수 있다. 처음에는 고통을 증가시키고 더 많은 부담을 주는 방식을 회피하려 하지만 한 번 극복하는 경험을 하게 되면 그것을 보상하는 도파민(dopamine)이나 세로토닌(serotonin)과 같은 뇌 신경전달물질의 변화가 일어나게 된다. 이런 뇌 내의 변화는 많은 반복을 통해 새로운 연결 방식을 확립하게 된다. 이렇게 새로운 연결 방식이 확립된 상태에 이르면 효과적인 습관을 익힌 성장된 자신을 발견할 수 있다. 좁은 산길도 계속 다니면 길이 되고 다니지 않으면 풀이 우거져 막힌다(山徑之蹊間, 介然用之而成路, 爲間不用則茅塞之矣)는 맹자 말씀이 이런 습관의 변화에 적용될 수 있다.

　다음 내용에서 스트레스를 이용하여 성장하는데 기본이 되는 것은 미(자신, me), 재미, 의미로 축약될 수 있다. 이런 관점에서 다음의 방식을 읽으면 도움이 될 것이다.

재미+me+이해

먹고 배설하고 자고 움직이는 것은 기본이다

　생리적 변화가 심리사회적으로 영향을 준다는 것은 잘 알려져 있다. 가장 쉬운 예로 스트레스를 받았을 때 흔히 보이는 행위가 단 음식을 먹거나 수면 시간을 늘리는 것이다. 잠을 자지 못하거나 먹지 못한 상태의 심리는 짜증이나 분노 반응이 증가되기 쉬운 상태라 할 수 있다. 자신의 몸이 엉망일 때, 스트레스에 대한 반응이 더 예민해질 수밖에 없다. 스트레스 상황에서 술과 담배를 늘려서 스트레스 상황이나 반응을 일시적으로 줄이려는 노력도 보인다. 스트레스 상황을 잊어버리려는 노력으로 최근 운동에 몰두하는 경우도 늘었다. 운동이 강인한 신체뿐만 아니라 건강한 심리를 이끈다는 것도 잘 알려진 사실이다.

　앞서 언급한 모든 행위들이 정도의 차이가 있지만 스트레스와 연관이 있다는 의견에는 이견이 없다. 그래서 잘 먹고, 잘 자고,

열심히 운동하라는 제언은 일반인들도 대부분 알고 있다. 물론 잘 지키느냐는 것은 다른 문제이다. 그렇다면 기본 생리적 기능을 잘 한다는 의미는 무엇일까? 만약 한 단어를 추가하라면 '규칙적으로 하라' 고 말하고 싶다. 먹는 것, 배설하는 것, 자는 것, 움직이는 것이 불규칙해지는 상태를 현재 스트레스에 압도되었거나 이미 질병이 발병한 것으로 볼 수 있다. 반대로 이런 기본 생리적 리듬을 규칙적으로 지속하려는 노력이 스트레스를 이기는 힘이 될 수 있다. 이것이 자신의 상태를 최적화하는 첫 단계라 할 수 있다.

변화되면 변해야 한다

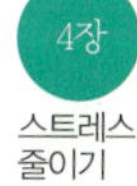

자신의 변화가 중요하다는 것은 세간에 많이 알려진 병아리와 계란부침의 차이점에서 그 맥락을 이해할 수 있다. 병아리와 계란부침의 차이점에서 가장 먼저 생각나는 것은 생사가 다르다는 것이다. 이렇게 생사가 갈리게 된 것은 둘 다 계란에서 나왔지만 한 쪽은 스스로 껍질을 깨고 나온 것이고 다른 쪽은 남에 의해 껍질이 깨어진 것이다. 즉, 자신 스스로 변화를 선택한 병아리와 외부에 의해 변화가 강요된 계란부침은 결과적으로 살아있는 것과 죽은 것이라는 큰 차이를 보인다. 병아리와 계란부침에서 설명한 것처럼 변화의 주체는 자신이다. 즉, 스트레스 받는 상황으로 변화

되면, 힘을 키우는 방향으로 자신이 변해야 한다.

이런 극명한 예는 뱀의 허물벗기에서도 찾을 수 있다. 뱀은 성장기나 활동이 많은 경우 허물벗기를 자주 한다. 허물벗기 자체는 많은 에너지가 들고 고통이 수반된다고 한다. 이런 비용을 치루어가면서까지 허물벗기를 하는 것은 결국 뱀의 입장에서 이익이 크기 때문이다. 스스로 껍질을 벗고 새로운 껍질을 가짐으로써 생명을 유지하고 성장을 이룰 수 있다. 이런 점이 인간에서도 적용될 수 있다. 주어진 변화에 맞추어 자신의 생각과 행동을 바꾸고, 나아가 새로운 습관을 형성하도록 하는 것이 뱀의 허물벗기에 해당하는 과정이다. 물론 뱀의 허물벗기와 마찬가지로 힘이 들고 쉽지 않은 통과의례이다. "마지막까지 살아남는 종은 강한 종이나 지능이 뛰어난 종이 아니라 변화에 가장 잘 적응하는 종이다"는 다윈의 말을 빌지 않더라도, 변화하지 않으면 불행과 더불어 실패의 낙인이 찍힐 가능성이 높다.

능력만큼 욕심을 부리고, 욕심만큼 열심히 살아라

맨체스터 유나이티드에 박지성 선수가 뛰고 있다. 그의 강인한 체력과 부지런한 근성은 언제나 높은 점수를 받고 있다. 이런 그의 발이 평발이라는 인터뷰 기사가 있었다. 그의 평발 극복 기사는 발레리나 강수지의 예쁜 발과 함께 끊임없는 노력에 대한 찬사로 이어졌다.

열심히 사는 것은 매우 중요하다. 비슷한 의미로 쓰이는 '마부작침(磨斧作針)'이라는 말이 있다. 이 고사성어는 중국 시인으로 유명한 이태백의 일화로 유명하다. 젊은 시절 그는 공부에 싫증이 나 중도에 포기하고 산에서 내려오게 된다. 내려오는 중 도끼를 갈고 있는 한 노파를 만나게 되었다. 도끼로 바늘을 만든다는 노파의 말에 그는 기가 막혔다. 하지만 노파는 오히려 '중도에 그만두지만 않으면' 바늘을 만들 수 있다고 그를 꾸짖었다. 노파의 말에 깨달음을 얻은 그는 생각을 바꾸고 다시 공부에 매진하여 유명한 시인이 되었다. 이런 고사로 인해 아무리 어려운 일이라도 포기하지 않고 꾸준히 노력하면 이룰 수 있다는 뜻으로 현재 사용되고 있다. 이것은 이태백의 입장에서 본 것이다.

하지만, 관점을 노파에게로 옮겨 가보자. 노파가 도끼를 갈아 바늘을 만드는 일이 즐겁고 행복한 것이라면 같은 결론을 내려도 무방할 것이다. 이 일화에서 그 노파의 태도는 아마 그랬을 것이다. 하지만, 너무 과한 욕심으로 비치지는 않는지 잘 생각해볼 일이다. 노파 입장에서 도끼로 바늘을 만드는 일은 자신의 능력 안에서 이룰 수 없는 일을 고집스럽게 한다는 의미일 수도 있다. 즉,

원래 의미는 '열심히 살아라' 이지만, 현대적으로 보면 '능력 이상 으로 욕심을 내는 것에 대한 경종' 으로 해석될 수 있다. 양쪽의 입장을 같이 고려해 재해석하면, 능력만큼 욕심을 부리고 욕심만 큼 열심히 살아야 행복과 성공의 두 마리 토끼를 잡을 수 있다.

김춘수의 '꽃' 이라는 시에서도 새로운 맥락을 읽을 수 있다. 일 반적으로 일을 잘 지속하기 위해서는 재미있거나 의미가 있어야 한다. 이런 측면에서 일의 의미에 대한 관점을 바꾸고 그것에 맞 추어 노력할 필요가 있다. 위에 제시된 내용은 의미 없는 '하나의 몸짓' 이 내가 의미를 부여한 후 '꽃' 으로 내가 느끼게 되었다는 뜻일 것이다. 간단히 말하면, 꽃으로 느끼느냐 하나의 몸짓으로 느끼느냐는 자신이 결정하는 것이다. 결국 자신의 변화를 시작하 고 유지시키려면 그 변화에 좋은 의미를 부여할 수 있어야 한다.

진정으로 즐겨라

일을 하면서 원하는 대로 되지 않는 경우가 왕왕 있다. 이런 경 우 스트레스를 받는다고 짜증내는 경우도 자주 볼 수 있다. 심한

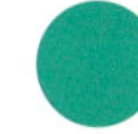

경우 상대를 왕따시키거나 편 가르기를 통해 화풀이를 하기도 한다. 하지만 짜증을 내거나 분노, 폭발한다고 그 상황이 달라지지 않는다. 오히려 상대방과의 관계에서 스트레스만 더 가중되곤 한다. 그렇다고 스트레스 받을 때 흔히 사용하는 포기하기 등의 방법은 대부분의 경우 사용할 수 없다. 결국 스트레스 받는 일이 하기 싫은 일과 동일시되지만 그 일을 계속해야 되는 상황에 놓이게 된다.

자신의 삶이나 일에서 머리로만 이해하지 말고 가슴으로 좋아하고 더 나아가 행동으로 즐겨라. (知之者 不如好之者, 好之者 不如樂之者)

앞서 언급한 것처럼 일의 의미에 대한 관점을 바꾸는 것이 좋은 선택이다. 어쩔 수 없이 해야 하는 일(should & must)이 아니라, 현재 하는 일을 좋아하는 자세(love & like)가 중요하다. 다시 말하면, 나쁜 것을 피하기 위해서가 아니라, 좋은 것을 얻기 위한 접근이 필요하다. 이런 측면은 논어 옹아편에 나오는 공자 말씀을 연상시킨다. 지지자(知之者)의 단계보다 호지자(好之者), 나아가 낙지자(樂之者)의 단계가 더 낫다는 그의 말씀이 삶의 다른 속성을 설명하기는 했지만 궁극적으로 일맥상통한 부분이 있다.

동기부여 관점에서도 이런 측면은 쉽게 적용할 수 있다. "잘하고 싶다. 왜냐하면 좋아하고 재미있기 때문에"와 "해야만 한다. 왜냐하면 어쩔 수 없이, 아니면 손해를 보니까"는 현재의 심리상태뿐만 아니라 장기적인 결과에서도 차이를 보일 수 있다. 자신의 일에 몰입하는 것과 일에 중독된다는 것도 이런 관점에서 바라볼 수 있다. 개념적으로 일에 중독된 사람은 내외적 압박(drive)에 의해 강제되는 것을 말한다. 동기부여 측면에서 압박 동기부여(push motivation)와 통하는 말이다. 반면, 자신의 일에 몰입하는 사람은 재미있기 때문에 자의적으로 시작하고 지속하기 쉽다. 이것은 견인 동기부여(pull motivation)와 비슷하다. 결국 싫은 것을 피하기 위해서가 아니라 얻고 싶은 것을 얻으려는 적극적인 노력이 더욱 동기부여가 될 수 있다. 물론 이들의 효과는 분명히 다르다. 특히 획일적인 일이 중요했던 2차 산업과 달리 창의적인 작업이 중요한 3차 산업 또는 지식경제사회에서는 더욱 그렇다.

적절히 버리고 포기하라

시간관리도 스트레스를 다루는 중요한 기법이다. 성공에 관심이 있거나 자기계발서를 어느 정도 읽는 사람들은 시간관리 또는 우선순위라는 말에 익숙할 것이다. 주어진 시간 내에 최대한 효율적으로 일을 처리하는 것에 초점을 맞춘 책이 많다. 중요한 일을 우선순위로 정하고 우선순위가 높은 일에 먼저 투자하고 많은 시간을 배정하도록 쓰여 있다. 특히 급한 일과 중요한 일의 갈림길에

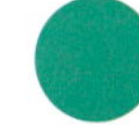

서는 중요한 일에 초점을 맞추어야 한다. 중요한 일에 초점을 맞추면 장기적인 측면에서 성장의 발판이 될 수 있다. 반면 급한 일에 초점을 맞추면 항상 위기에 쫓기게 되고 여유는 더욱 없어져 스트레스가 가중될 수밖에 없다. 여기까지는 다른 시간관리 관련 서적에서 주로 논하는 논점과 같다. 간단히 투자 양에 비례해서 결과가 나온다면 이 이상의 의미는 필요치 않고 앞서 언급한 것처럼 2차 산업에서는 당연히 맞는 제안일 수 있다.

하지만 지금 세상은 그렇게 단순하지 않다. 중요한 일을 통해 얻는 이익과 중요하지 않은 일을 한 결과로 생긴 이익은 엄청난 차이를 보일 수 있다. 주어진 시간이 한정되었기 때문에 덜 중요한 일을 과감히 포기해야 제대로 된 중요한 일을 선택해서 집중할 수 있다. 결국 현대적 의미의 우선순위 관리는 중요한 일에 집중한다는 의미와 더불어 덜 중요한 일은 상황에 따라 포기해야 한다는 것이다. 이런 측면은 '일을 얼마나 잘 처리하느냐' 보다는 '중요한 일을 선택해서 하느냐' 가 중요하다는 피터 드러커의 표현과 통한다고 할 수 있다. 즉, 이전 개념의 시간관리에서 중요했던 효율적인 일 처리보다 일 처리에서 효과적인 측면이 더 중요하다는 말이다.

대인관계에서 대입해보면 다음의 영업사원의 예로 이해될 수 있다. 영업사원 A는 효율적인 시간관리를 염두에 두고 자신이 편한 시간이나 구매자를 만나는 자투리 시간에 근처에 있는 다른 구매자를 만나려 한다. 물론 그 구매자 입장에서는 갑자기 들이닥친 영업사원이 달갑지 않다. 이런 경우 제대로 된 영업사원은 어떻게 하나?

먼저 구매자가 편한 시간에 약속을 하는 것이 기본이다. 경우에 따라 구매자의 사정 때문에 많은 시간을 허비할 수도 있다. 효율적인 시간관리란 측면에서는 쓸데없는 시간 낭비라고 생각할 수도 있다. 하지만 시간관리의 가장 중요한 키워드인 우선순위 관리란 측면에서 보면 중요한 일을 제대로 처리하는 것이 필요하다. 결국 중요한 구매자인 경우는 많은 시간과 투자를 해서라도 만나서 계약을 성사해야 한다.

플러그를 뽑고 쉬어라

현대 사회의 덕목은 부지런히 그리고 열심히 사는 것이라 할 수 있다. 하지만 마냥 쫓기듯이 일만 하며 긴장된 상태로 살 수는 없다. 이런 상태에서는 배터리가 방전되듯 금방 탈진되고 말 것이다. 결국 필요한 만큼 쉬어야 한다. 쉰다는 것에는 두 가지의 발전적 의미가 있다. 첫 번째는 다시 열심히 살기 위해 재충전하는 것이다. 재충전의 의미를 확인하기 위해서 사자의 하루를 살펴볼 필

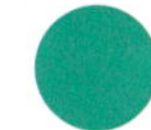

요가 있다. 사자의 시간표를 보면, 10분 이내의 사냥 시간, 50분 정도의 식사 시간, 2시간 정도의 걷는 시간을 제외한 나머지 20시간 정도는 꿈쩍도 하지 않고 누워 지낸다. 여기에서 사자는 열심히 뛰어서 먹이를 사냥하고 먹지만 그 시간은 평균 1시간 정도이다. 먹이를 소화시키기 위해 어슬렁거리며 걷는 시간까지 합치면 3시간 가까이 된다. 이 시간이 가전제품으로 치면 플러그가 전원에 연결된 활동 상태(plugged)인 것이다. 나머지 20시간 정도는 플러그를 뽑은 상태(unplugged)로 대부분 꼼짝도 하지 않고 충분한 휴식을 취한다. 사자의 이런 플러그를 뽑은 상태야말로 '이보 전진을 위한 일보 후퇴'에 해당하는 중요한 휴식이다. 결국 사자의 삶에서 얻을 수 있는 교훈은 일할 때와 쉴 때를 확실히 구분하는 것이다.

스트레스를 많이 받은 사람의 특징은 일을 집에까지 가져가는 것이다. 일이 너무 많아 아무리 열심히 해도 회사에서만 끝낼 수 없는 경우도 있을 것이다. 하지만 집에 일을 가져가는 사람들 상당수는 습관적이다. 특히 집에서 습관적으로 일과 관련된 이메일을 열어보는 사람도 주위에 많다. 이런 사람들은 회사와 집의 의미를 다시 확인할 필요가 있다.

일반적으로 회사는 일을 하는 곳인 반면 집은 회사일과 관련이 없는 개인적인 삶이 존재하는 곳이다. 이런 측면에서 일을 집에 가져오는 것은 자신의 개인 삶을 파괴하고 쉬는 공간을 없애는 결과로 이어질 수 있다. 더불어 고려할 것은 일을 즐기면서 하더라도 양이 많으면 탈진될 수 있다는 점이다. 이런 경우 휴식과 더불어 삶의 재미를 더하기 위해 취미를 가지는 것이 좋은 방법이다.

단순히 사자처럼 늘어져 있는 것만이 쉬는 것이 아니기 때문이다. 오히려 신체적으로 너무 늘어지면 심리적으로 더욱 위축되어 쉬고도 개운하지 않을 수 있다. 그렇다고 일중독처럼 취미중독에 빠지는 것은 경계해야 한다.

따로 시간을 내어 쉬고 새로 출발하라.

바쁘다고 중간 과정을 점검하지 않아 나중에 더 큰 낭패를 당하는 경우는 회사나 가정에서 흔히 접하게 된다. 이런 측면에서 쉼의 두 번째 의미는 자신의 삶을 돌아보며 삶의 방향을 확인하는 것이다. 바쁘게 산다는 핑계로 삶의 중요한 부분을 놓치지 않았는지를 휴식을 취하며 돌아볼 필요가 있다. 이런 여유가 없으면 항상 쫓기고 공허한 삶을 살게 될 가능성이 높다. 때에 따라서는 열심히 살았지만 남는 게 없고 원하는 삶이 아니라 스트레스만 가득한 최악의 경우도 발생할 수 있다.

게으르게 사는 것은 현대인의 덕목에서 사라졌지만 여유는 필요

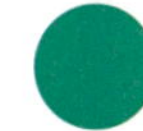
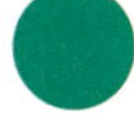

하다. 하지만 바쁜 현대인의 삶 속에서 평소 자신을 돌아볼 수 있는 여유를 가지기 어렵다. 이런 경우 중요한 일이 예상되는 시점에서 삶의 과정을 점검하는 시간을 따로 내어야 한다. 특히 해가 바뀌거나 회사에서 직급이나 직무가 바뀔 때 또는 가정 등에서 큰 변화가 있을 때 이런 휴식의 시간이 필요하다. 이 시간 동안 자신의 삶에서 이전에 소홀했지만 중요한 부분을 찾고 새로운 방향에 대해 생각해보아야 한다. 그렇다고 그런 부분을 직접 고민하고 새로운 계획에만 몰두하는 것은 휴식이 아니라 스트레스만 가중시킬 수 있다. 그보다는 가볍게 책을 읽거나 공연을 보거나 평소 만나지 못했던 사람을 만나고 여행을 떠나는 것 등이 추천된다. 이런 활동을 통해 자신의 삶에 활력을 불어 넣을 단서를 찾는 연습이 필요하다.

이런 의미에서 삶의 이정표에서의 휴식은 동시에 브레인스토밍의 시간이기도 하다. 물론 자신의 삶을 긍정적으로 변화시키기 위해 시간을 따로 내지 않아도 되는 특별한 사람도 있다. 하지만 스트레스 상황에서는 대부분의 경우 창조적인 단서를 찾기 힘들기 때문에 별도의 시간이 필요하다.

대인관계와 자기주장훈련

김 원
인제대학교 서울백병원
신경정신과

대인관계란 항상 밀고 당기는 줄다리기를 연상시킨다. 우리는 서로 동등한 대인관계, 더 나아가 영혼이 교감하는 대인관계를 원하지만 실제 대부분은 한쪽이 주도를 하고 다른 쪽이 따라가는 경우가 많다. 이때 부드러운 카리스마와 원만한 동조로 서로 만족스러운 조화가 이루어질 수도 있지만, 여러 방법적인 문제로 마음이 상하고 결국 대인관계에 금이 가기도 한다.

"에이, 그때 좀 참았어야 하는데 너무 화가 나서 박 대리에게 심한 말을 한 것 같아. 결국 서먹서먹해지고 일도 망쳤잖아." 김 과

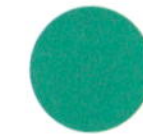

장은 이렇게 자신이 했던 말을 후회하는 경우가 많다. 한편, 박 대리는 "아, 난 왜 내가 하고 싶은 말을 못하고 매일 따라가기만 할까? 난 너무 소심한가 봐." 이런 고민을 항상 한다. 매일 벌어지는 사람들과의 사이에서 어떤 것이 과연 좋은 것일까? 참는 것이 좋을까? 아니면 화를 내는 것이 좋을까?

재미있는 예를 하나 더 들어보자. "아, 점심시간이네, 태희 씨 오늘은 뭐 먹을까?" "글쎄요, 아무것이나요." 태희 씨는 자신의 의견이 없는 사람인 걸까? 그렇지 않다. 어떤 면에서 우리 문화는 윗사람과 아랫사람의 원만한 대화법을 가르치지 않아서 이런 답이 나오게 되는 것 같다. 태희 씨가 이렇게 대답했다면 어떨까?

"오늘은 스파게티가 어떨까요?" 자기의 의견을 잘 말한 것이다. 근데 김 과장은 "에이, 이런 날씨에는 뜨끈한 설렁탕을 먹어야지. 설렁탕집으로 가지."라고 대꾸하였고, 태희 씨는 꿀먹은 벙어리가 되었다. 김 과장은 자기 마음대로 할 거면서 물어보기는 왜 물어본 것인지 참 답답하다. 이런 관계는 원만하게 지속될 수 있을까? 태희 씨는 이럴 때 어떻게 해야 할까? 속은 부글부글 끓고 있는데 참아야 할까, 아니면 화를 내야 할까?

결론을 미리 말하자면 참는 것도 좋지 않고 화를 내는 것도 좋지 않다. 그럼 어떻게 하는 것이 좋을까? 해답은 자기주장이다. 자기주장이란 자기가 하고 싶은 말을 하고 자기의 의견이 최대로 반영되도록 하는 대화의 기술이다. 물론 자기 의견이 반영되도록 하기 위해 다른 사람을 화나게 하거나 관계를 망치지 않고 말이다. 이 장에서는 효과적인 대화를 통해 대인관계 스트레스를 줄이는데 도움이 되는 자기주장훈련에 대해 알아볼 것이다. 지면관계 상 자기주장훈련의 개요와 몇 가지 원칙만을 소개할 것이지만 이를 잘 실행한다면 당신의 대인관계는 한 차원 원만해질 것이다.

공격적·수동적·자기주장적 대화법

대인관계에서 대화의 전형적인 유형은 공격형, 수동형, 자기주장형 세 가지로 나누어 볼 수 있다. 첫 번째로 김 과장과 같은 **공격적 유형**은 남보다 나의 의견, 감정, 욕구를 지나치게 우선시하는 유형이다. 자신의 뜻을 관철시키기 위해 상대방의 감정을 무시하고 일방적으로 재촉하는 경우이며, 결국 남을 비난하거나 욕하거나 큰 소리를 지르고 싸우게 되는 결과를 초래할 수 있다. 이런 유형의 장점은 다른 사람들이 공격적인 사람을 함부로 대하지 않는다는 점을 들 수 있지만 중요한 단점은 사람들이 그들 주위에 있기를 싫어하고 슬슬 피한다는 점이다. 시간이 지날수록 이런 사람들은 외로워지고, 결국 협조적인 일을 하기가 어려워진다.

두 번째로 꿀 먹은 벙어리가 된 태희 씨나 박 대리는 **수동적 유형**인데 이들은 자신의 의견이나 감정, 욕구를 적절하게 표현하지 못하고 너무 돌려서 이야기하거나 아예 이야기를 하지 못한다. 그

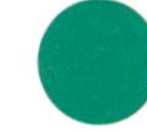
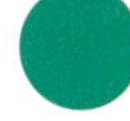

러나 이들도 자기 의견이 없고 남에게 순응하는 것을 원하는 것은 절대 아니다. 실제로는 자신의 뜻을 제대로 표현하지 못하면서 내심 상대방이 알아서 해주기를 바라기 때문에 좌절도 많다. 이들은 무의식적으로 자신은 상대방에 비해 힘이 없고 약하다고 생각하는 경우가 많다. 이런 수동적 유형의 장점은 어떤 한 의견을 고집할 필요가 없으며 결정을 해야 하는 책임을 최소화할 수 있다는 점이지만, 단점은 남들의 결정에 휘둘려야 하고 남들에게 이용당할 수 있으며 후회와 분노가 쌓여 무력감과 자존심 상실을 초래한다는 점이다. 결국 공격적 유형과 수동적 유형은 모두 효과적인 대화를 하지 못하게 만드는 대인관계 스트레스의 주범이다. 공격적 유형의 사람은 자신의 의견을 표현하지만 남들이 따라주지를 않을 것이고 수동적 유형의 사람은 자신의 의견을 표현하지도 못하기 때문이다.

그럼 어떤 것이 효과적인 대화법일까? 대인관계 유형의 마지막 세 번째는 **자기주장적 유형**으로 가장 바람직한 유형이라고 할 수 있다. 이들은 자신의 의견과 감정, 욕구를 명확하게 표현하지만 결코 상대방의 감정을 해치거나 남을 비난하지는 않는 효과적인 대화법을 지닌 사람들이다. 또한 자신과 상대방이 서로 다른 의견이나 감정을 지닐 수 있지만 이를 서로에게 적절하게 표현함으로써 이해할 수 있다는 마음가짐을 가진 사람들이다. 이 유형의 장점은 중요한 결정에 자신의 의견을 반영할 수 있고, 서로의 감정을 해치지 않으면서 자신이 원하는 것을 얻을 수 있어서 결국 원활한 의사소통의 성과와 높은 만족감을 얻을 수 있다는 점이다.

그러므로 우리는 자기주장 유형의 대화법을 익힘으로써 대인관계 스트레스를 확실하게 관리할 수 있는데, 이를 자기주장 훈련(Assertiveness training)이라고 한다.

자기주장(Assertiveness)은 볼페(Wolpe)와 라자루스(Lazarus)가 수립한 개념으로 '개인의 권리와 감정의 표현'으로 정의될 수 있다.

어떤 사람이 남의 권리를 해치지 않으면서 자신의 권리를 올바로 표현할 때 이를 자기주장적이라고 한다. 더 나아가 자기주장이란 자연스럽게 자기가 좋아하는 것을 표현하는 것, 자의식이나 부끄럼 없이 자신에 대해 말할 수 있는 것, 칭찬을 편안하게 받아들이는 것, 열린 마음으로 남의 충고를 경청하는 것, 남의 의견에 동의하지 않을 수 있고 '아니요'라고 말할 수 있는 것을 포함한다. 결국 종합해보면 대인관계를 좀 더 편하게 할 수 있는 능력을 말하는 것이다. 여기서 명심해야 할 것은 자기주장은 타고난 성격이 아니라 배울 수 있는 기술이라는 점이다. 이런 능력이 저절로 생기지는 않으므로 자기주장 훈련을 통한 연습이 필요하다.

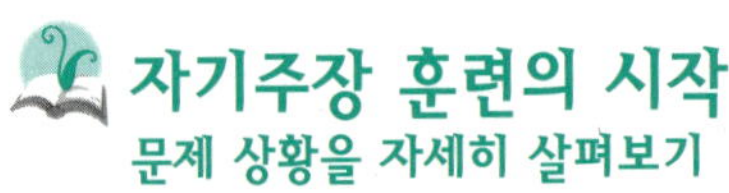

자기주장 훈련의 시작
문제 상황을 자세히 살펴보기

자기주장 훈련의 첫 걸음으로 자신은 과연 어떤 상황에서 공격적 혹은 수동적이 되는지 문제 상황을 알아보는 것이 필요하다.

누구와 있을 때(who), 언제(when), 무엇이 괴로운지(what), 어떻게 대처했는지(how), 자기주장을 한다면 무엇이 두려운지(fear), 자신의 지금 목표는 무엇인지(goal)를 구체적이고 명확하게 적는다.

그 상황이 영화처럼 머릿속에 생생하게 떠오를 수 있도록 구체적인 상황을 묘사해야 한다. 뭉뚱그려서 '나는 상사와 이야기할 때 바보처럼 할 말을 못하고 고개만 끄덕였다.'는 식은 전혀 도움이 되지 않는다. 자세히 상황을 분석함으로써 자신의 감정을 가라앉히고 어떤 부분에 대해 논의해야 할지 숙고할 수 있다.

> 예) 남편(who)이 오늘 아침 식탁에서(when) 시어머니가 저녁 때 오셔서 며칠 묵었다 가신다고 통보하듯이 말했다. 나는 남편이 나와 상의하지 않고 혼자 결정하여 통보하는 것에 화가 많이 났다(what). 그러나 왜 모든 일을 일방적으로 하냐고 따진다면 큰 싸움이 될까봐(fear), 그냥 잠자코 있었다. 나는 남편에게 그런 일은 미리 나와 상의를 하고 준비를 할 시간을 달라는 내 뜻을 전하고 싶다(goal).

참고 ••• 위의 상황에서 부인이 화가 났지만 싸울까봐 두려워 참고만 있었던 것은 수동적 유형이고, 화가 나서 남편에게 '당신은 항상 그래, 매일 모든 일을 일방적으로 처리하지. 당신은 정말 이기적이야' 라고 말했다면 이것은 공격적 유형의 대화방식이다.

이 두 유형의 방식은 모두 부인이 원하는 결과를 가져오지 못한다. 여기에서 가능한 자기주장적인 대화의 예로는 '어머니가 오신다는 말을 듣고 난 좀 놀라고 당황이 됐어. 어머니에게 잘하려면 준비도 해야 할 텐데 걱정이 되네. 다음에는 나하고 미리 상의를 했으면 좋겠어. 그러면 당신에게나 어머니에게나 더 잘해줄 수 있을 거야' 가 가능할 것이다.

🌱 자기주장 훈련 지침

다음은 효과적인 대화를 연습하여 대인관계 스트레스를 줄일 수 있는 자기주장 훈련의 주요 지침이다. 다음 지침을 잘 숙지하고 각 상황에 맞추어 연습을 반복해서 자기주장적 대화가 습관화될 수 있도록 한다.

나의 권리, 나의 바람, 그 상황에서 내가 느끼는 감정을 직시하라.

상대방에 대한 비난, 욕하고 싶은 마음, 자신에 대한 연민 등이 생기겠지만 그냥 내버려두고, 당신이 이 상황에서 변화시키고 싶은 것, 당신의 목표를 세우고 집중하라.

이 문제에 대해서 차분하게 대화할 수 있는 적절한 시간과 장소

를 정하라.

문제 상황을 가능한 한 구체적이고 상세하게 정의하라.

  이는 대화에 집중하기 위해 매우 중요하다. 애매한 말은 상대방의 오해를 부추길 수 있다. 구체적인 사실에 대한 당신의 생각을 표현하는 것이기 때문이다.

당신의 감정을 설명하라. 이 문제가 당신에게 얼마나 중요한 문제인지를 상대방이 이해하도록 한다.

  지금 당신의 기분을 이야기함으로써 의견이 다르더라도 상대방이 당신의 감정을 이해하고 서로 공유할 수 있는 부분에 대해 생각할 수 있도록 한다. 감정을 표현할 때에는 세 가지 중요한 법칙이 있다.

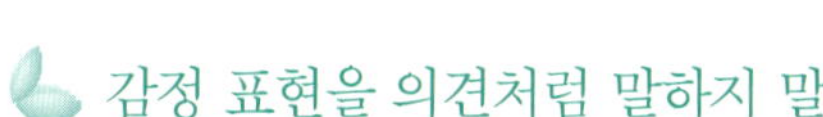 감정 표현을 의견처럼 말하지 말 것

  '저는 설렁탕도 괜찮기는 하지만, 오늘은 좀 그런데요.' (X)

  '저는 오늘 설렁탕은 영 입맛이 안 당겨요.' (O) – 좀 더 확실한 자기 감정의 표현임.

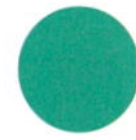 상대방을 비난하지 않고 감정을 표현하기 위해 '나는' 이라는 말을 사용하라. '너는' 이라는 말은 절대 금물

'넌 나에게 상처를 줬어' (X), '넌 왜 매일 늦는 거니?' (X)
'난 네가 그런 말을 해서 마음이 아팠어' (O)

'나는' 을 상대방의 특정한 행동에 연결시켜라

'당신이 너무 무심해서 나는 마음이 아팠어요.' (X)
'당신이 점심 약속을 취소했을 때 나는 마음이 아팠어요.' (O)

요구사항을 이해하기 쉬운 짧은 문장으로 명확하게 표현하라.

확실하게 이야기해야 한다. 상대방이 자신의 마음을 알아서 헤아려주기를 바라는 것은 절대 금물이다. 원하는 것을 확실하지만 부드럽게 말한다. 내 의견이 꼭 관철되어야 한다는 공격적인 태도를 보이면 안 되고 나의 의견은 이렇다고 간단히 이야기하면 된다.
'오늘은 정말 한식집에 가고 싶어요.' (O)

원하는 것을 얻기 위해 상대방의 이익도 강화, 상기시켜주어라.

당신 의견의 좋은 결과를 설명하는 것이 좋다.
'돈도 절약할 수 있잖아요.' (O)
'미리 상의해서 준비하면 당신과 어머니에게 더 잘할 수 있을 거야.' (O)

예 • • • 최 대리는 기획안을 작성하는 등 집중이 필요한 업무가 많다.
하지만 직속상관인 정 과장은 항상 급하지 않고 쓸데없는 질문을 하여
일에 집중할 수 없게 한다.

내 권리, 내가 원하는 것, 내 감정을 직시하라

나는 내 일을 충실하게 하기 위해 일에 집중할 수 있는 환경이
필요하다. 화가 나지만 내 목적은 원만하게 정 과장이 이 사실을
이해할 수 있도록 하는 것이다.

적절한 대화 시간과 장소를 정하라

정 과장과 단둘이 점심을 먹으러 가서 차분하게 이야기하는 것
이 좋다.

문제상황을 구체적으로 정의하라

지금의 문제는 오늘 오전에 사무실에서 기획안 작성을 하고 있
을 때 정 과장이 회식장소를 어디로 할지에 대해 말을 걸어와서
30분이나 이야기했다는 점이다.

'나는'을 사용하여 내 감정을 설명하라

"과장님이 오늘 오전에 회식장소에 대해 저와 이야기하셨을 때 저는 기획안을 작성하는 중이었거든요. 기획안에 집중해야 하는 것이 저에겐 중요하고 힘든 일인데 30분을 소비해서 제 마음이 더 급해지고 힘들었어요."

요구사항을 짧고 분명히 표현하라

"제 생각에는 기획안이 끝날 때까지 급한 일이 아닌 것은 점심시간에 상의했으면 좋겠어요."

상대방의 이익도 강화, 상기시켜라

"제가 업무 시간에 더 집중을 할 수 있으면 기획안이 더 충실하고 빨리 마련될 수 있을 것이고, 과장님도 만족하실 거예요. 어차피 회식장소 같은 문제는 점심시간에 이야기해도 되는 것이고요."

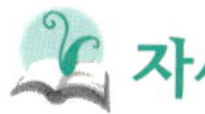 ### 간단한 자기주장 기술

위의 자기주장 훈련 지침을 간단하게 요약하면 다음과 같다. 이것은 확실히 기억하여 대화 상황에서 머릿속에 떠올려 적용해야 한다.

생각

- 객관적인 사실만을 이야기하고 내 생각만으로 상대방을 비난하지 않는다.

감정

- '나는' 을 많이 사용하여 자신의 감정을 설명한다.
- 중요한 것은 문제를 해결하는 것이지, 상대방을 비난하거나 상대방이 틀렸다는 것을 증명하는 일이 아니라는 점을 명심한다.

원하는 것

- 요구 사항은 상대방의 행동에 관해서 구체적으로 한다.

자세와 표정

자기주장적인 대화를 잘하기 위해서는 자세와 표정도 중요하다. 거울을 보고 다음과 같은 규칙들을 따라하는 것이 좋다.

- 눈을 바라보고 이야기한다.

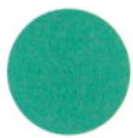
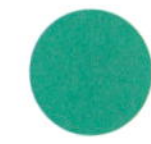

- 자세를 구부리지 말고 똑바로 편다.
- 말은 상대방이 잘 들을 수 있도록 확실한 발음으로 한다.
- 보채거나 사과하는 투로 말하지 않는다.
- 강조할 부분에서는 몸짓과 표정을 적절하게 이용한다.

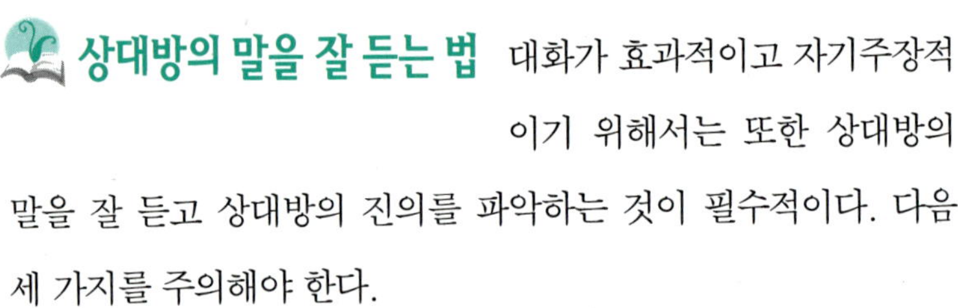 **상대방의 말을 잘 듣는 법** 대화가 효과적이고 자기주장적이기 위해서는 또한 상대방의 말을 잘 듣고 상대방의 진의를 파악하는 것이 필수적이다. 다음 세 가지를 주의해야 한다.

준비가 되어 있는가?

자신이 상대방의 말을 들을 준비가 되어 있는가? 살펴보아야 한다.

경청하고 명료화하기

상대방의 말을 잘 듣고 확실하지 않은 부분은 다시 질문을 해서 명확하게 해야 한다. '지금 당신이 하고 싶은 말이 뭔지 잘 모르겠어요. 좀 더 구체적으로 말씀해 주시겠어요?'

인정하기

'그런 점은 참 힘드셨겠네요.'

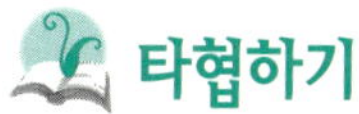 타협하기

아무리 대화를 잘한다고 해도 서로 다른 의견을 완전히 일치시킬 수는 없는 경우가 많다. 자기주장적인 대화를 통해 서로 마음이 상하지 않고 의견들을 잘 교환한 다음에는 적절한 타협이 필요하다.

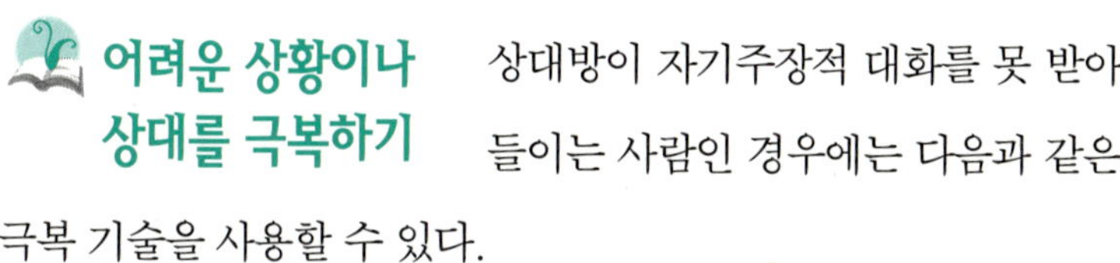

예) '이번에는 제 의견대로 하고, 다음에는 당신이 원하는 대로 하는 것은 어떨까요?'
'그럼 오늘은 설렁탕을 먹기로 하고, 내일은 스파게티 먹으러 가요, 과장님.'
'당신이 이 일을 도와주면, 저도 다른 일을 도와드리겠습니다.'
'우리 중간 지점에서 만나기로 하죠.'

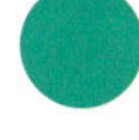 어려운 상황이나 상대를 극복하기

상대방이 자기주장적 대화를 못 받아들이는 사람인 경우에는 다음과 같은 극복 기술을 사용할 수 있다.

반복해서 분명히 말하기

정당한 요구를 막무가내로 무시하는 사람에게는 반복해서 분명히 말해야 한다. 예를 들어 신용카드 가입을 막무가내로 재촉하는 외판원에게는 "나는 이제 새 신용카드에 가입하지 않을 거거든요."

내용에서 과정으로 전환

대화 내용이 자꾸 꼬일 때에는 지금 진행되는 대화의 과정에 대해 언급할 수 있다. "지금 우리 이야기가 주제에서 벗어난 것 같은데요." "지금 이전 사건에 대해 이야기하고 있는데 오늘 문제에 좀 초점을 맞추는 것이 어떨까요?"

진정시키기

상대방이 매우 흥분하여 효과적인 대화가 어려울 때에는 대화를 나중으로 미루는 것이 좋다. "지금은 너무 흥분하신 것 같아요. 오늘 오후에 조용히 다시 이야기하는 것이 좋을 것 같아요."

주장적 연기

공격적인 말을 듣고 자신이 흥분하거나 합리적인 대화를 이끌기 힘들다고 판단되는 경우에는 대답을 유보하고 좀 더 생각해 볼 시간을 가지는 것이 좋다. "음, 생각해보아야 할 이야기네요. 지금 바로 제가 말씀드리기는 어려울 것 같고요. 나중에 다시 대답을 드릴게요."

주장적 동의

자신에 대한 비난에 대해 동의할 부분은 동의한다. "맞아요. 제가 웃은 것은 사실이에요. 그런데 당신을 비웃으려고 했던 것은 정말 아니었어요.”

흐리기

상대방이 비난을 퍼부을 때 그 중에 일부는 인정하고 나머지는 인정하지 않는 방법을 사용한다. 부분적인 인정으로는 “당신 말이 맞아요. 리포트가 좀 늦었어요.” 가능성에 대해 인정하기는 “내가 종종 늦는다는 당신의 말이 맞을 수도 있겠지요.” 원칙적으로 인정하기는 “내가 당신 말처럼 자주 늦는다면 그건 문제네요.”

주장적 질문

상대방을 힘들게 하는 문제가 무엇인지 알기 위해 구체적인 질문을 할 수 있다. 이때 자신에 대한 비난을 받아들일 준비도 필요하다. “당신이 많이 힘드신 모양인데, 당신을 힘들게 한 제 문제점을 좀 말씀해주시겠어요?”

지금까지 상대방의 감정이나 요구를 해치지 않고 나 자신을 표현하는 자기주장 훈련에 대해 간단하게 서술하였다. 너무 간단하게 요약하였기 때문에 자기주장 훈련의 모든 것을 이해하기엔 부족하였을 것이다. 하지만 공격형과 수동형 말고도 다른 대화의 방법이 있다는 것을 인식하고 여러 상황에서 자기에 맞는 자기주장형의 대화를 만들어보고 실행해본다면 점점 자기주장을 잘 할 수

있는 기술이 늘어날 것이다. 현대사회의 복잡한 대인관계 속에서
스트레스를 완전히 없애는 것은 무척 힘든 일이다. 하지만 상황에
알맞게 자기주장 훈련을 반복해서 연습한다면 대인관계에서 오는
스트레스를 상당히 줄일 수 있을 것이다.

스트레스 상황에서의 자기관리

김 응 조
계요병원 정신과

| 아는 것이 힘 - '스트레스는 모두 나쁜가?'

답을 먼저 이야기 하면 '그렇지 않다.' 이다. 스트레스는 우리가 흔히 접하는 '부정적 생활 사건에 대한 반응을 의미하는 스트레스 (distress ; 부정적 스트레스)'와 '긍정적 생활사건에 대한 반응을 의미하는 스트레스(eustress ; 긍정적 스트레스)'로 나누어지며, 같은 것이라도 개개인의 상황에 따라 다르게 받아들여지기도 한다.

부정적 스트레스는 능력저하는 물론 신체적·정신적 반응을 일으켜 삶의 질을 떨어뜨리지만, 현재의 상태와 목표 상태 간의 긴장에서 유발되는 긍정적 스트레스는 재능과 열정을 깨우는 의미있는 목표, 프로젝트, 대의 등 내면의 소리다. 또한 긍정적 스트레스는 적당한 휴식과 기분전환 등의 '스트레스 관리'에 의해 균형적으로 조절될 경우, 삶의 활력과 즐거움, 일을 추진할 수 있는 힘을 주고 능력을 키워 줄뿐 아니라, 면역체계 강화, 수명 연장에도 도움을 준다.

현재 내가 느끼는 스트레스가 어떤 것인지부터 파악하는 것이 중요하다. 힘들다고 느끼는 것이 어떤 것인지(긍정적 스트레스 / 부정적 스트레스), 원인이 외부에서 기인하는지, 스스로 만들어 내고 있는 것인지(내적 스트레스 / 외적 스트레스), 혹 긍정적 스트레스를 반대로 받아들이고 있는 것은 아닌지 등을 파악하는 것이 중요하다. 스트레스는, 그것이 긍정적이던 부정적이던, 항상 우리 주변에 있어 왔으며, 우리는 그 스트레스를 정면 돌파로, 우회해서, 주변의 도움으로 극복하거나, 혹은 이용하여 스스로를 발전시킨 적이 있을 것이다. '지금' 내가 겪고 있는 스트레스는 이전에 '극복' 했던 스트레스에 비해 어떠한지, 강한지, 약한지, 극복한 자신이 어떻게 바뀌었는지 생각해 보고 판단하자. 아는 것은 힘이다. 우리가 느끼고 경험하는 스트레스에 대해 많이 알면 알수록 피해나갈 방법은 다양해진다. 모르는 것에 대한 막연함이 더 불안을 자극시키듯, 우리의 지식이 쌓일수록, 더 잘 파악할수록 그 피해법에 가까워진다.

멀리서 보기 – '내'가 아닌 상태가 되어 생각해 보자. 해결하기 어렵다고 생각되는 상황에 빠져 고민이 된다면, 가장 먼저

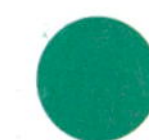
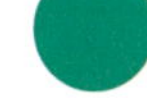

시도해야 할 중요한 것은 현재의 문제를 객관화해 보는 것이다. 지금의 고민이 어디에서, 언제, 누구로부터, 무엇을, 어떻게 하다가, 어떤 이유로 발생되었는지를 따져보자.

객관화의 첫 단추는 문제를 도식화해 보는 것이다. 우리를 어렵게 만드는 것은 스트레스 자체보다는 이로 인한 감정 상태인 경우가 많다. 현재 기분, 감정 상태를 '나' 로부터 한 발자국 떨어뜨려 보자. 가장 간편하고 효율적인 방법은 글로 옮겨보는 것인데, 문자로 표현하는 것만으로도 감정에 대한 통제력을 가지게 되기도 한다. 때론 내가 해야 할 여러 가지 '일' 보다, 시킨 사람에 대한 '좋지 않은 감정' 이 나를 힘들게 한다는 것을 알게 되기도 한다.

여러 문제가 한꺼번에 몰려올 경우 하나씩 도식화하여 번호를 매기는 것도 좋다. 생각하고 있는 일을 처리하지 못해 스트레스가 되는 경우라면, 우선순위를 매기고, 정말 중요한 것부터 하나씩 해결하는 것을 그려보자. 혹 어떤 상황으로 인한 불안이 문제라면, 그 상황을 상상해보고, 내가 할 수 있는 것인지, 해 보았던 것인지부터 알아보자. 스트레스 자체보다 수반되는 '감정' 이 우리를 더 자극하여 힘들게 한다. 즉 "XXX 때문에 열 받아!"에서 'XXX' 보다는 '열 받아' 가 우리를 더욱 어렵게 하고 실타래를 꼬이게 만든다. 하나하나 차근차근 '내' 가 아닌 '자신' 이 되어 한 발 떨어져서 정리하고, 판단이 섰으면 머뭇거리지 말고 행동하는 것이 좋다.

표현 – 적절한 감정의 발산으로 스스로를 달래보자. 영국의 황태자비이자 신데렐라의 상징이었던 다이애나가 타국에서 교통사고로 비명횡사하고 장례식이 있던 날, 영국뿐 아니라 전 세계가 침통함에 눈물바다를 이루었었다. 영국에서는 장례식 후 한 달 동안 정신병원이나 정신상담소를 찾는 환자 수가 예전의 절반으로 줄었다는 연구 결과가 있는데 이를 '다이애나 효과'라고 한다. '울음'이라는 수단으로 '애도'라는 감정이 발산되어 기분 및 감정이 조절되었다는 결과다. 울음은 스트레스에 대항하는 타고난 방어 기제임과 동시에 소리 없이 주르륵 흘리는(체 / 涕), 소리를 내며 흑흑 우는(읍 / 泣), 소리를 크게 내어 엉엉 우는(곡 / 哭), 눈물도 흘리고 소리도 내며 몸부림치는(통 / 慟) 울음 등 그 자체가 감정의 표현이기도 하다. 슬픈 음악을 듣거나 영화를 보고 한바탕 눈물을 쏟고 나면 무엇인지 모를 시원한 감정의 카타르시스를 느낀 경험은 누구나 한번쯤은 가지고 있을 것이다.

웃음이 면역성을 증가시키고, 긍정적인 사고를 고양한다는 보고는 익히 알려져 있지만, 울음도 감정을 배설하는 탁월한 위치에 있다. 눈물은 스트레스의 결과로 만들어진 독성 화학물질을 배출하는 역할을 하는데, 양파를 썰 때 나오는 눈물에는 이런 성분이 들어 있지 않다고 한다. 즉, 감정의 해소가 우리의 스트레스를 줄여준다. 적절한 감정 표현으로 스스로를 묶어놓던 굴레를 벗어 던지는 것은 스트레스를 이기는 또 다른 좋은 방법이다. 빈틈없이

꼭 차있던 마음 한 구석을 비워주는 역할을 하게 되는 것이다.

화가 날 때 상대가 기분 상하지 않게 화를 표현하는 방법을 찾아보자. 유머로 표현하는 것도 좋은 방법이며, 직접 표현하기 어려우면 혼자라도 표현해 보도록 하자. 마음이 조금은 편해지는 걸 느낄 수 있을 것이다.

긍정적 사고 – 나를 달라지게 하는 선물, 자신감은 우리의 마음을 살찌운다. 중소기업에서 근무하는 29세 '김긍정' 씨는 주위 사람들에게 늘 자신감 넘치는 것이 보기 좋다는 말을 자주 듣는다. 그리 예쁜 얼굴도, 선망의 대상인 대기업도 아닌데, 거래처 사람들도 김 씨를 만나면 자신 있는 모습에 매력을 느끼고 설득력 있다고 칭찬하고, 동료들이 보기에도 부럽기 짝이 없다. 비법 아닌 비법이라면, 매일 아침 출근 전 거울을 보며 "넌 잘 하고 있어, 넌 할 수 있어."라고 다짐하고 출근길에 들어서는 게 전부다. 김 씨가 하는 것은 자기 최면에 의한 자신감의 고양인데, 자신감 넘치는 사람은 상대적으로 스트레스에 대항하는 강도가 강해지고 긍정적으로 변한다. '아직도 반이나 남았네!' 보다는 '벌써 반이나 했네!' 로 생각하도록 노력하자. 긍정적 사고는 자신감을 높여주며, 높아진 자신감은 스스로를 강하게 만들어 준다.

곰곰이 생각해 보면 항상 힘든 일만 있는 것은 아니다. 싸움터에서도 웃음이 흐르기도 하고, 전쟁 중에도 협상은 있듯이, 쌓이는 일 속에서도 즐거운 면을 찾아내도록 해보자.

주변의 작은 일에도 감사를 표현하는 것도 자신감을 고양하는 좋은 방법이다. 감사는 자신감을 높여줄 뿐 아니라 우리를 행복하게 만들어줄 뿐 아니라, 긍정적 경험을 강화하고 부정적 사고를 배제시키며 사회적 유대관계에도 도움을 주어, 낙관주의, 긍정적 사고로 이르게 한다. 미처 느끼지 못했던 행복을 '작은 감사의 표현'을 통해 느끼도록 해보자. 자기 전에 고마웠던 사람을 떠올리며 마음속으로 고맙다는 표현을 해보도록 하자. 그 사람을 보는 시각이 달라질 것이다. 스스로에게도 감사를 표현해보자. 한층 더 여유로워지는 자신을 느낄 수 있을 것이다.

건강한 신체에 건강한 정신 – 신체적 활동, 운동으로 적절한 긴장을 유지시키도록 하자. 신체적 활동은 신진대사를 촉진시키고 심장혈관질환의 위험도를 낮추어 스트레스로 인한 악화요인을 감소시켜 기분을 좋게 만드는 작용을 한다. 또한 적절한 운동으로 인해 신체적 및 정신적인 스트레스 반응이 둔화되며, 꾸준한 운동은 항우울제만큼의 효과가 있다. 운동하는 동안 말하기 힘들 정도로 숨이 가빠지지 않는 정도의 유산소 운동을 일주일에 몇 회 이상, 1회에 최소 20~30분 동안 하는 것이 가장 효과적이다.

너무 과하거나, 억지로 하는 것은 이미 운동이 아니다. 신체적 활동은 '휴식할 때 소모되는 수준 이상의 에너지 소모'임을 잊지 말자. 넘침은 모자람만 못하다는 '과유불급'이란 한자성어를 염두에 두자. 신체적 활동은 매우 넓은 범위를 포함한다. 느리게 걷기는 물론, 요가, 스트레칭, 어떤 것이라도 좋다. 정해진 시간에 오는 지하철처럼, 고정된 약속처럼 생각하고 시작하자. 가능하면 활력이 가장 높을 때에, 조금씩 강도를 높이면서 하도록 해보자.

운동은 식사와 같다. 한 끼 빼 먹는다고 크게 달라지지는 않지만, 하루를 굶는 것은 어려운 것처럼 생각하자. 얼마든지 실패 할 수 있고, 다시 시작할 수 있다는 긍정적 사고로 실행해보자.

건강한 음식으로 부드러운 마음을 만들어 보자. 식욕이 없을 땐 가벼운 식사를 자주하도록 하고, 따뜻한 음식으로 마음을 데워보자. 스트레스는 인체의 수분 소모량을 증가시키므로 적당한 수분 공급을 하자. 이완과 진정효과가 있는 녹차, 허브차, 견과류(검은깨, 호두 등), 대추, 꿀 등이 추천되고, 스트레스로 인한 병리적 산물을 제거시켜주는 메밀, 녹두도 좋다. 비타민 C는 항 스트레스 작용을, 비타민 B는 우울증 개선에 효과가 있다. 너무 많은 설탕 섭취는 스트레스에 대한 내성을 저하시키고, 카페인은 개인적 차이에 따라 일시적인 효과는 있지만 과도한 섭취는 피하는 것이 좋다.

일반적으로는 오전에 한두 잔 정도는 집중력 등을 향상시켜 줄 수 있다고 한다. 흔히 '스트레스를 풀러 가자'고 할 때 가장 많이 등장하는 알코올은 개인차가 매우 크지만 적당량, 일반적으로 기분을 고양시켜주는 정도의 경우는 대인관계 및 감정표현 등에 도움을 줄 수도 있다. 하지만 과도할 경우 신체적 및 정신적 스트레스를 준다는 것은 익히 알고 있는 것이므로 과도한 알코올 섭취는 피하는 것이 좋다.

여유 – 생각도 피곤하다면 스스로에게 작은 선물을 주자. 다람쥐 쳇바퀴 같은 일상에서 잠시 벗어나는 작은 일탈은 삶에 활력 하나를 보태주기도 하며, 노래하는 동안의 복식호흡은 부정적 감정을 발산시킨다. 가벼운 산책길에 갤러리에 들려서 모차르트를 들어보자(우울증 치료에도 이용되는 음악이다). 스포츠 관람은 혈액순환을 증진시키고 근육긴장을 완화시켜주며, 마사지는 스트레스 호르몬을 저하시키므로 한 번 받아보자. 여건이 허락한다면, 삼림이나 폭포주변으로 가서 음이온을 느껴보거나 넓은 바다나 강가로 가서 마음을 여유롭게 하자.

부드러운 백열등 아래에서 코미디를 보며 억지로 웃어도 보고, 몰두할 수 있는 다른 것을 찾아보자. 수를 놓거나 인형을 만드는 등 창조성이 요구되는 일도 스트레스 예방과 치료에 도움이 된다.

넓은 밤하늘은 마음을 편하게 하고, 눈의 피로도 풀어주며, 공상과 상상은 활력을 불어넣어 준다. '스트레스 날려버리기'도 가능해질 수 있다.

사랑 – 나를 존재케 해주는 사람들에게 마음껏 기대도록 하자.

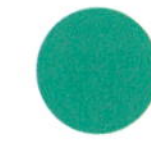

마음을 터놓을 수 있는 친구들이라면 금상첨화다. 마음껏 웃거나 한껏 울어도 보며, 투정도 부려보고 혼자가 아님을 깨달아 보자.

극도로 개인주의적인 사회에서도 우리는 자신보다 더 큰 어떤 것의 부분이 되기를 바란다. 종교나 동아리도 좋은 예이다. 친구들과의 강력한 네트워크를 갖거나 지지체계가 충분한 커뮤니티에 속하는 것도 건강에 이롭다. 애완동물을 키우거나 가족에게 의지해 보는 것도 좋다. 때론 열 마디 말보다 함께 있어 주는 것으로 위안을 느끼기도 한다.

낙천적으로, 배수진을 쓰지 않고, 가능성이 있는 다양한 결과를 생각해 보고 대응책을 세우자. 타인의 제안에 개방적이고 융통성 있게 생각하고, 극단적 감정을 피하려 노력하며, 적당한 운동과 긍정적인 생각으로 때론 여유를, 때론 사치를 함께 할 수 있는 친구를 만들어 보자.

스트레스와 웃음치료

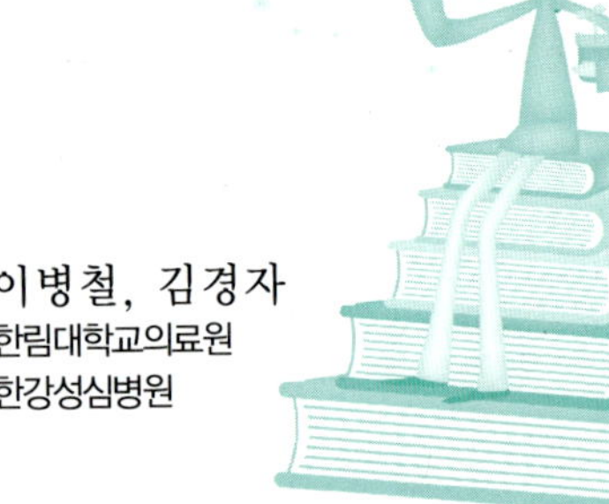

이병철, 김경자
한림대학교의료원
한강성심병원

'웃음은 최고의 명약'(Laughter is the best medicine)

어떤 병이라도 치유할 수 있는 강력한 약, 그것은 바로 웃음이다. 웃음이 사람과 세상을 즐겁게 할 뿐만 아니라 세포를 변화시키며 질병까지 치료한다. 웃음은 수많은 근육을 수축시키고, 이완시킨다. 근육을 움직이는 것, 가장 대표적인 것이 운동이다. 의식적으로라도 조금씩 더 웃게 되고 계속해서 웃다 보면 결국 더 건강해진다. 이렇게 보면 운동보다 더 좋은 것이 웃으면서 운동하는 것이다.

 스트레스 어떻게 이겨낼까?

생활은 스트레스의 일상이라고 해도 과언이 아니다.

우리가 살아가는 자연 환경이나 사회 환경은 급변하고 있어 이로 인한 스트레스 또한 만만치 않다. 사람은 변화된 내·외적 환경과 상호작용하면서 살아가고 있다. 이런 변화로 인해 생체 내에서 스트레스 반응이 일어난다. 행복한 삶은 건강한 몸과 건강한 정신의 조화라 할 수 있는데 흔히들 몸이 여기저기 이상 반응을 보이는 경우 하나같이 "스트레스 때문이야." 라고 외친다. 몸이 불편해지면 마음도 불안정해진다. 마음이 불편해지면 몸도 힘들어진다. 이렇게 몸과 마음은 서로 소통하고 있다.

건강한 삶을 위해 스트레스 없는 편안한 마음가짐이 무엇보다 중요하다. 편안한 상태를 유지하기 위해 가장 쉬우면서도 간단한 방법이 바로 웃음이다 스트레스를 받을 때마다 웃으면 스트레스는 줄어든다. 웃음은 동서고금을 막론하고 건강과 행복의 상징으로 사용되고 있다.

스트레스 천적은 웃음이다. 스트레스에 찌들어 있는 자신을 잘 들여다보면 언제부터인가 웃음이 줄어들고 있다는 사실을 깨달을 수 있다. 나를 즐겁고 행복하게 하여 웃게 할 일들이 우리가 살아가는 치열한 세상에는 그리 많지가 않다. 하지만, 아무리 웃을 일이 없어도 한없이 삶이 괴롭더라도 억지로라도 웃자. 가장 아름다운 정서적 표현인 웃음은 치유의 기능을 가지고 있다.

심리학의 한 이론에 따르면 생각과 행동은 외부 자극을 받는 신체와 감정을 조절하는 역할을 한다. 자신을 위한 생각과 행동인 열정이나 긍정적인 생각은 말할 것도 없고, 사랑, 배려 등 남을 위한 행동조차 자신의 신체와 감정을 건강하게 하는 일이다. 이런 행동 중 웃음이 가장 경제적이며 좋은 스트레스 제거 훈련이다.

근육을 이완시키는데 효과적일 뿐만 아니라 신체 다른 부위에도 활력을 준다. 웃는 동안 혼란한 생각이나 걱정을 잊을 수가 있어 집중력을 잃지 않으면서도 이완이 되는 효과가 있다.

만병의 근원이라는 스트레스를 단방에 날려 보내고, 면역 기능을 증가시키고 통증을 줄이는 탁월한 효과가 있다.

웃음이 건강에 끼치는 많은 긍정적인 영향이 과학적으로도 밝혀지면서 웃음에 대한 관심이 증가하고 있다. 웃음에는 어떤 비밀이 숨겨져 있는 것일까?

웃음의 치료적 효능은 이미 전 세계 의학계에서도 인정하고 있다. 웃음은 건강한 사람의 신체적·정신적·사회적 건강 증진은 물론 스트레스 관리뿐 아니라 암, 감기 등 면역 증강이 필요한 질병에도 적용하여 효과가 있음이 입증되었다.

우리 몸은 흉선, 비장, 임파계, 골수에서 다양한 기능을 갖는 면역세포가 생산되어 세균, 바이러스, 암세포를 파괴하여 건강을 유지하고 있다. 면역 체계가 저하되거나 손상되면 쉽게 감기에 걸리

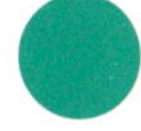

고 암 발생의 위험성이 높아진다. 면역 체계가 정신 상태와 관계가 있다는 사실은 여러 연구를 통해 과학적으로 밝혀졌다. 최근에는 '정신신경 면역학'이 생겼고, 정신적인 안정이나 성격 변화를 통해 암을 예방, 치료하는 연구도 시도되고 있다. 인간의 뇌에서 분비되는 엔도르핀은 강력한 마약인 모르핀의 48배나 되는 효과가 있다 [1]. 우리가 접하는 크고 작은 정신적인 스트레스가 목과 어깨 등의 근육 뭉침, 경련, 피로 등을 유발하고 이유 없는 근육통, 두통, 요통, 신경통 등의 다양한 통증을 일으킨다. 웃음은 자율신경계를 변화시킨다. 우리 몸을 긴장시키는 호르몬인 에피네프린과 스트레스 호르몬인 코티졸이 줄어든다 [2].

미국 스탠포드의대 윌리엄 프라이는 40년 웃음 연구에서 크게 한 번 웃을 때마다 우리 몸의 650개 근육 가운데 231개 근육이 움직이고 80개 얼굴 근육 가운데 15개 근육이 움직인다고 얘기하였다 [3]. 박장대소하고 크게 웃을 때 많은 칼로리 소모가 되어 다이어트 효과가 있을 뿐 아니라 뇌하수체에서 엔도르핀이나 엔케팔린과 같이 몸에서 스스로 생성되는 물질이 생산되어 통증이 조절된다. 동맥이 이완되어 혈액이 잘 순환되고 혈압이 조절되어 심근경색과 같은 심장병에도 도움이 될 수 있다 [4]. 뿐만 아니라 혈액 내 코티졸이라는 스트레스 호르몬의 양이 줄어들고 전형적인 스트레스 반응인 신체적 긴장 및 심리적 긴장을 완화시키고 분노 반응을 줄이는데 도움이 된다.

노화에 대한 연구로 '생체나이'라는 책을 쓴 로이진 박사에 의하면 오래 사는 건강법으로 잘 웃으면 8년을 더 살 수 있으며 늘 감사하고 칭찬하고 긍정적이면 6년을 회춘한다고 했다. 여자가 남자보다 오래 사는 이유도 여자가 자주 웃기 때문이라 하였다. 이처럼 웃음은 동서양을 막론하고 묘약이며 명약이라고 강조하였다.

영국에서는 1991년 웨스터버밍햄 보건국이 '웃음소리 클리닉'을 개설한 이후로 많은 병원에서 대체의학의 일환으로 웃음치료를 사용하고 있다. 웃음을 질병 치료법 중 하나로 인정한 것이다.

미국 오하이오 주 해롤드 워커 초등학교에서는 몇 년째 매일 20분씩 웃음 수업을 하고 있다. 이 수업은 전문가들이 만든 매우 체계적인 교과과정에 따라 진행되고 있으며 이러한 웃음수업이 시작된 이후로는 말썽을 피우는 아이들이 많이 줄어들었다고 한다.

웃음 전도자로 자처하는 라로쉬 씨는 스트레스 받음(stressed)을 거꾸로 쓰면 디저트(desserts)가 된다고 말했다. 흔히 알려진 대로 스트레스가 모든 질병의 원인이 될 수 있지만, 받아들이는 태도에 따라 군침이 도는 맛있는 디저트 역할을 할 수 있다는 재미있는 해석이었다. 더불어 웃음이 스트레스 해소에 최고라고 주장하였다.

하루에 몇 번이나 활짝 웃고 있는가? 오늘부터 매일 한 번씩 만이라도 큰 소리로 함박웃음을 웃어 보도록 하자.

먼저 자신을 사랑하고 기쁨을 줄 수 있는 사람이라야 남에게 우음을 줄 수 있다. 기쁜 일을 생각하고 박장대소로 웃다 보면 행복해진다.

잘 웃기 위한 방법

어떻게 하면 잘 웃을 수 있을까? 잘 웃으려면 생활 속에서 지속적으로 웃는 노력이 필요하다.

아침에 일어날 때 크게 기지개를 켜며 잘 잤다는 만족감과 더불어 감사 웃음으로 시작하고
만나는 가족과도 밝게 인사하고
아침식사 시 행복과 감사의 미소 짓고
양치할 때 입 꼬리 올리며 웃고
출근하며 엘리베이터 속에서 미소 짓고
직장에서 동료와 반가운 인사로 환한 미소 짓고
승용차나 지하철에서 표정 연습하며 웃고
악수, 하이파이브, 포옹 등의 스킨십하며 웃고
화장실에서 볼일 보며 시원해서 웃고
칭찬하며 웃고
용서하며 웃고
'미안하다' 사과하고 멋쩍게 웃고

긍정적으로 생각하며 웃고

즐겁고 우스운 일이 있을 때 크게 소리 내어 웃고

자기 전 작은 일에도 감사하며 웃자

어느 날부터인가 웃음이 생활 속에 자연스럽게 들어와 있음을 체험할 것이다. 잘 웃을 수 있는 웃음의 3대 원칙은 첫째, 온몸으로 웃어야 한다. 둘째, 길게 웃어야 한다. 셋째, 크게 웃어야 한다.

혼자 웃을 때보다 여럿이 함께 웃을 때 쉽고 33배 효과가 있다. 일상생활 주변의 공간에 웃음 공간 또는 웃음 라인을 두고 그곳에서는 의무적으로 웃는 것도 효과적인 방법으로 추천한다. 크게 웃을 때 우리는 몸의 3분의 1이 넘는 근육이 활동함으로써 근육의 긴장이 이완되어 편안함을 느끼고 파스킨드의 연구에 의하면 이러한 이완은 45분 정도까지 지속된다.

명랑하고 밝은 감정을 가진 사람들은 우울하고 어두운 감정을 가진 사람들에 비해 질병에 훨씬 덜 걸리고 오래 산다. 명랑하고 밝은 감정을 밖으로 표현하는 방법이 바로 미소와 웃음이다.

'일소일소 일노일노 (一笑一少 一怒一老)', '소문만복래 (笑門萬福來)' 라는 말에서 알 수 있듯이 유쾌한 웃음은 동서고금을 막론하고 건강과 행복의 상징으로 통용돼 왔다. 이토록 중요한 건강 보약인 웃음은 나이가 점점 들수록 더 줄어들게 된다.

크게 웃어라, 웃을 이유를 찾아라, 단순하고 즐거운 마음으로 상

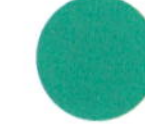

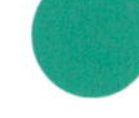

상하라, 거울을 자주 보라, 자연스럽게 입 꼬리를 U자가 될 때까지 끌어 올려 웃어라 .

주변의 상황이 힘들 때일수록 웃음과 함께하는 시간을 가지며 자신이 처한 상황에 대처할 수 있는 여유를 가져보도록 하자. 억지로 웃더라도 기운차게 온몸으로 웃게 되면 웃음의 건강효과를 볼 수 있다.

찡그린 얼굴을 펴기만 해도 마음은 한결 편해질 것이다. 입 꼬리를 살짝 올려 15초간 미소를 지어보자 기분이 좋아짐을 느낄 것이다.

윌리엄 제임스는 "우리는 행복하기 때문에 웃는 것이 아니고 웃기 때문에 행복하다."라고 했으며 윌리엄 프라이는 "웃음은 전염된다. 웃음은 감염된다. 이 둘은 당신의 건강에 좋다." 링컨은 "나를 좋아하거나 존경하는 사람들의 공통된 특징을 나는 전혀 가늠할 수 없다. 하지만 내가 좋아하고 애정을 가지는 사람들의 공통된 특징은 그들 모두가 나를 웃게 만든다는 것이다."

찰스 디킨스는 "질병과 슬픔이 있는 이 세상에서 우리를 강하게 살도록 만드는 것은 웃음과 유머 밖에 없다."라고 했다.

노먼 커즌스는 "웃음은 유효기간이 없는 최고의 약" "웃음은 방탄 조끼"라 하였다.

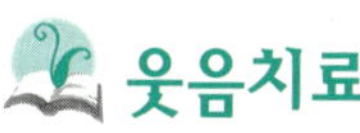
웃음치료

한림대학교의료원 한강성심병원에서는 매주 수요일 화상환

자와 보호자, 직원을 대상으로 웃음 교실을 열고 있다. 화상환자는 사고의 충격으로 인한 불안감 치료와 수술에 대한 걱정, 사회복귀에 대한 두려움 등의 다양한 스트레스가 있다. 환자들의 스트레스 관리 및 안면근육재활을 위해 웃음치료를 적용하여 효과를 보고 있다. 웃음은 건강하고 행복한 삶을 위한 교육이며 환자들의 정신적·신체적 치료수단이 되고 있는 것이다.

생활 속 웃음으로 먼저 특정 장소를 정해 놓고 그 곳에서는 항상 웃는 습관을 들여보자. 공간은 어디라도 좋다. 혼자서라도 엘리베이터 속, 자동차, 욕실, 화장실…

웃음은 다 똑같은 것이 아니다. 특히 웃음치료를 위한 웃음은 방법과 종류가 여러 가지가 있다. 킹콩 웃음은 스트레스 해소에 많은 도움이 된다. 주먹을 살짝 쥐고서 가슴 중앙에서 바깥쪽으로 시계방향으로 살살 두드리면서 하하하… 소리를 낸다. 이때 항문과 아랫배에 힘을 주고서 실시한다. 이어 박장대소를 하면 답답한 가슴이 시원해지게 된다.

스트레스 날리기 웃음으로 분리수거 웃음과 칵테일 웃음을 추천한다.

분리수거 웃음은 왼손에 쓰레기봉투를 잡고 내가 가진 스트레스 종류를 봉지에 하나씩 담아 입구를 꽁꽁 묶어 멀리 날려버리는 흉내를 내며 시원하게 하하하 웃는다. 스트레스야 모두 날아가버려라. 다음으로 행복과 사랑의 에너지를 담아 마시는 칵테일 웃음으로 왼손에 쉐이크를 들고 오른손으로 "나는 내가 좋다, 사랑해, 기분 좋다, 나를 믿는다. 행복하다, 살맛 난다…" 등의 긍정적이고 기분 좋은 단어를 쉐이크에 담은 뒤 아하하하하하… 웃음소리와 함께 상하좌우로 힘차게 흔들어 칵테일을 마시며, 아하하하하하… 큰소리로 기분 좋게 웃으며 박장대소 한다. 기분이 한결 좋아진다.

한편 스트레스를 줄이기 위한 미소 복식호흡이 있다. 먼저 입 꼬리를 올려 미소를 지으며 손깍지 끼고 하늘 위로 떠받들기, 손뼉치기, 심장 위 어깨높이에서 손목 털기, 머리전체를 가볍게 두드리는 머리 두드리기, 기마자세로 시선은 정면으로 하고 어깨를 수평으로 해서 좌우로 돌리기, 손 엇갈려 깍지 끼기, 가슴 활짝 열고 활 쏘기 자세, 미소 지으며 복식호흡으로 마무리 한다.

이러한 호흡법들은 실제 병원에서 사용되고 있는 웃음치료의 다양한 방법들이며 많은 사람들이 이를 통해 스트레스가 감소하고 활기차지는 것을 경험하였다.

처음에는 어색하고 불편할 수 있다. 하지만 그 효과는 때로는 놀랄 정도이며 경험자의 편지를 소개한다.

저는 화상으로 중환자실에 입원을 하게 되었습니다.

불안과 공포 속에서 한 달 여의 중환자실 생활을 마치고 일반 병동으로 옮긴 후 위험한 고비에서 벗어났다는 안도감도 잠시 점점 더 심해지는 통증과 치료실에서의 아픔은 견디기 힘들었습니다. 슬픔과 상심 속에 하루하루 지내던 중 웃음치료 시간을 접하게 되었습니다.

웃음이 좋다는 것이야 모르는 사람이 없겠지만 그 웃음으로 치료를 할 수 있다는 사실이 저에게는 생소하고 낯설었습니다. 처음에는 그저 담당 선생님의 열정에 대한 보답이랄까? 한 동작 한 동작 어색하게 따라 하게 되었습니다. 그런데 시간이 지날수록 기쁨과 즐거움으로 마음이 변하는 것을 느꼈습니다.

노래를 같이 부르면서 옆 사람들과 어깨동무도 하며 온통 웃음으로 가득한 웃음 치료 시간의 효과를 느꼈습니다.

사고로 인하여 불규칙적으로 흐트러져 있던 세포 하나하나 신체 조직 하나하나가 정리정돈 된 듯한 느낌을 받아 매우 좋았습니다. 결국 웃음은 내 마음을 지배하고 있던 불안과 공포를 이기는 훌륭한 약이 되었고, 웃음치료를 함으로써 긍정적인 마음을 갖게 되었습니다. 비록 많은 시간들을 병원 안에서 답답함과 참기 힘든 통증과의 싸움도 있지만 매주 수요일의 웃음치료 시간은 새로운 활력소가 되는 것은 사실입니다. 확실히 피부가 좀 더 부드러운 느낌을 주고, 또한 나 자신을 소중하게 생각하고, 사랑하게 되며, 함부로 생각했던 몸을 다시 생각하는 계기가 되었습니다. 억지 웃음이라도 몸에 좋다고 하는데 진심으로 즐겁게 웃고 긍정적으로 생각하는 삶을 살아가면 비록 병든 몸이라 할지라도 빠른 회복을 보일 것 같습니다.

2009년 12월 000

조사에 의하면 웃지 않는 이유 중 하나가 자신이 밉기 때문이라고 한다. 맥스웰 몰츠는 '우리가 저지르는 최대 실수는 사람 자체와 행동을 혼동하는 것'이라고 언급했다. 과거의 잘못, 아픔, 괴로움, 죄책감에서 벗어나려면 과거의 행동을 행동 그 자체로 두어야 한다. 결코 행동을 자신의 인간성과 연관시키지 말아야 한다. 웃는다는 것은 과거 실수를 자신의 인격과 떼어놓는 것에서부터 시작된다. 웃음치료를 하며, 사람들을 관찰하는 동안 표정이 밝고 잘 웃는 사람이 상처도 훨씬 빨리 회복된다. 마음이 즐거워지면 우리 몸의 면역체계가 활성화 되어 건강해지며 질병에 대한 회복력도 활성화 된다는 사실이다.

비록 몸이 불편하고 힘들어도 온전히 받아들여 자신에 대한 사랑을 키우고, 긍정적 에너지가 가득찬 웃음으로 스트레스를 관리하도록 한다.

눈을 감고 심호흡을 하도록 훈련 한다. 숨을 들이쉬며 코를 통해 맑은 기운과 에너지를 몸으로 받아들이고, 입으로 내뱉으며 내 몸 속의 탁하고 힘들게 하는 기운을 내뱉는다. 입가에 미소를 머금고 눈을 감으며 행복했던 순간을 떠올리며 "나는 내가 좋다. 나는 웃음을 선택한다. 나는 매일 좋아지고 있으며 나 자신을 온전히 받아들이고 사랑한다"라며 몸에 속삭이며 진정 우러나는 웃기로 마음 열기를 한다.

  자신과 주위사람에게 사랑주기 실천으로 웃음을 자아내고 행복감을 느낀다.

  칭찬은 고래도 춤추게 하듯 우리 마음을 웃게 하는 커다란 힘이다. 칭찬을 생활화하여 웃음을 끌어내자.

다음과 같이 얼굴 웃음 근육운동을 해볼 것을 추천한다.

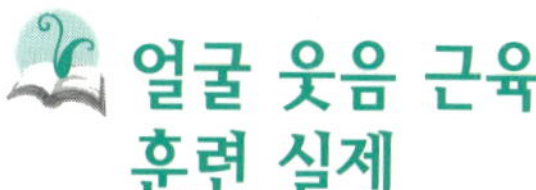

얼굴 웃음 근육 훈련 실제

먼저 복식호흡 3회를 실시한다. 얼굴에 힘을 빼고 입 위 근육을 단련시켜 처진 입술을 올려준다. 모든 동작을 3회 반복하며 정면을 보고 '하'를 발성하는 입 모양으로 최대한 벌린 상태로 5초간 유지한다, '헤'를 발성하는 입 모양으로 만드는데 양 입술 끝을 최대한 늘린 상태로 5초간 유지하고, 양쪽 입 꼬리 바깥쪽으로 당겨 '히', 이를 맞물려 치아 모두 드러내고 5초간 유지하고, '호' 입 모양으로 5초간 유지한다. 턱 고정(턱 내밀지 않도록 주의), '후' 입 모양을 만들고 5초간 유지한 후 턱 고정(턱 내밀지 않도록 주의) 상태로 실시한다.

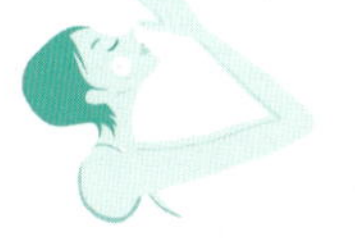

눈썹운동

1. 눈썹운동을 위아래 3회 반복
2. 안구운동 좌, 우, 상, 하 시계방향으로 안구 돌리기 – 3회 반복

3. 얼굴 찌푸리기

4. 입 꼬리 올린 상태로 이마 ➡ 눈언저리 ➡ 볼 ➡ 입가 옆으로 당기기, 턱은 양손을 올려 귀 쪽으로 당긴다.

5. 귀를 양손 검지, 중지 사이에 끼우고 위에서 아래로 쓸어내리며 마찰한다.

6. 귀는 상하 좌우 문지르다가 옆으로 당긴다.

볼 마사지 1. 손 비비고 양 손바닥을 얼굴에 대고 상하 좌우 얼굴근육을 움직인다.

2. 엄지, 검지로 볼을 잡아 바깥쪽으로 넓히듯 돌리고, 안쪽으로 엄지가 닿는 기분으로 돌리다 눈, 코, 입을 벌리며 "얏" 소리를 낸다.

3. 손목을 관자놀이에 대고 마사지 ➡ 귀 뒷머리를 둥글게 돌리며 마사지한다.

4. 턱 뼈 근육을 양 손목에 대고 시계방향으로 돌려 풀어준다.

5. 얼굴 풍선 만들기.

6. 사자 웃음(혀 운동)을 웃으며 혀를 내민다. – 혀를 좌우 상하 운동 – 양손을 귀 옆에 올리고 고개를 아래로 숙이면서 혀를 내밀며 사자 웃음을 웃는다.

7. 혀를 입 안에서 시계 방향으로 돌린다. 3회 반복

목 운동   목 주위 근육을 다듬고, 머리 받치는 경추 배열을 바로잡아 목 주위 근력을 강화시킨다.

1. 양손을 합장하듯이 모아서 코앞에 대고 엄지는 턱 밑에 붙이고 엄지로 턱 밑을 3등분하여 꾹꾹 눌러준다.

2. 숨을 들이마시면서 앞 목을 최대한 길게 늘인다는 느낌으로 엄지로 턱을 밀어올려 목을 뒤로 젖힌다. 숨을 내쉬면서 원위치 – 동작 3회 반복

3. 깍지 긴 채로 손바닥을 뒤통수에 가져다 대고 숨을 들이마시면서 뒷목을 최대한 길게 늘인다는 느낌으로 손바닥으로 머리를 눌러 턱을 앞으로 당겨 5초간 유지한 후 고개를 든다. 숨을 내쉬면서 원위치 – 동작 3회 반복

4. 상, 하 치아를 부딪친다.

5. 목 근육 훈련 – 목 근육을 최대한 위로 끌어 올린다.('억' 하는 자세)
   - 엄지와 검지로 좌우 목 근육을 위에서 아래로 살짝 꼬집듯이 내려온다.
   - 랄랄랄랄(손으로 목 근육을 쓸어 올리며)
   - 똑딱똑딱(혀 운동)

어깨근육 풀기 실제

1. 손을 비비고 난 후 쇄골상부 움푹 들어간 곳을 8회 마사지한다.

2. 양 손바닥을 목 뒤에 대고 문지르며 마사지 후, 귀 뒷머리부분을 들어 올린다.

3. 어깨 돌리기를 밖으로 3회하고 어깨 힘을 빼며 입으로 "하", 안으로 3회하고 어깨 힘을 빼며 입으로 "하"한다.

혈색을 좋아지게 하는 법

경락을 자극하면 얼굴로 흐르는 림프 순환이 좋아져 피로가 풀리고 칙칙한 피부 톤도 밝아진다. 머리 정수리 두드리기, 양미간 두드리기, 관자놀이 두드리기, 인중 - 턱밑 두드리기, 겨드랑이 두드리기, 양 손끝 전체로 얼굴전체 골고루 기분 좋은 느낌으로 두드린다(얼굴과 혀의 힘을 뺀다).

박수는 우리 몸의 기혈 순환을 도와서 활력을 주기에 웃음건강박수로 우리 몸에 활기를 줄 것을 추천한다. 복식호흡 3회로 마무리한다.

우리는 누구나 건강하고 행복하게 살기를 원한다. 어떻게 하면 행복해질 수 있는가를 웃음을 통해 알았기에 이제부터 실천을 통해 내 몸이 하는 대화에 소통하며 절망에 빠지거나 고통 속에서 웃음을 되찾는다는 것은 부정적인 감정 안에 숨겨진 희망을 찾아

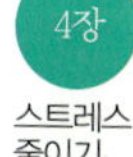
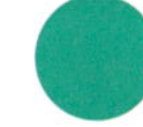

주는 역할을 한다. 웃음은 관계를 친밀하게 하여 대인관계를 좋게 할 뿐 아니라 억압된 감정을 표출 할 수 있어 정신건강에 도움이 되며 스트레스 관리에 매우 유익하다. 자신의 내면에 누구나 가지고 있는 웃음을 잘 활용하고 나뿐만 아니라 가족, 주위 함께하는 사람들과 함께 웃음으로써 질병예방 및 건강증진에 도움이 될 뿐만 아니라 우리 사회 또한 한층 밝아지고 살맛 나는 세상이 될 것이다.

웃음을 함께하여 행복해지는 모든 분들과 고통 속에서 웃음으로 조금이나마 위안을 찾고 행복해하는 환자나 보호자 분들께 웃음으로 더욱 행복한 삶이 되기를 기원한다.

웃음지수

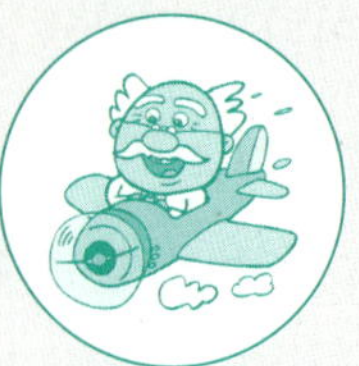

자신의 웃음지수를 체크하라.

40년간이나 웃음을 연구한 미국 스탠포드대학의 윌리엄 프라이 교수는 유머감각을 계발하기 위해서는 먼저 자신이 하루 동안 몇 번이나 웃는지, 사람들과 대화에서 어떤 유머를 사용하는지, 그리고 어떤 유머에서 가장 잘 웃게 되는지를 면밀하게 살펴보라고 했다.

웃음지수(LQ=Laughter Quotient) 테스트

다음 각 항목에 '절대로 아니다' 라고 생각되면 1점, '전혀' 는 2점, '가끔' 은 3점, 그리고 '종종' 은 4점, '항상' 은 5점으로 체크한다. [출처 : 기독교가정사역 연구소(1998)]

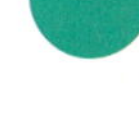
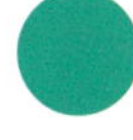

웃 음 지 수 테 스 트

L
Laughter Quotient
Q

1. 유머를 세 가지 이상 구사할 수 있다. (　　)
　① 항상 ② 종종 ③ 가끔 ④ 전혀 ⑤ 절대 아니다

2. 아는 유머라도 처음 듣는 것처럼 크게 웃어준다. (　　)
　① 항상 ② 종종 ③ 가끔 ④ 전혀 ⑤ 절대 아니다

3. 책이나 신문에서 유머코너를 즐겨 읽는다. (　　)
　① 항상 ② 종종 ③ 가끔 ④ 전혀 ⑤ 절대 아니다

4. 내가 우스꽝스럽게 여겨지는 것을 개의치 않는다. (　　)
　① 항상 ② 종종 ③ 가끔 ④ 전혀 ⑤ 절대 아니다

5. 나의 실수를 웃음으로 넘길 수 있다. (　　)
　① 항상 ② 종종 ③ 가끔 ④ 전혀 ⑤ 절대 아니다

6. 웃음이 전인건강에 도움이 된다고 믿는다. (　　)
　① 항상 ② 종종 ③ 가끔 ④ 전혀 ⑤ 절대 아니다

7. 가족들과 하루에 한 번 이상 웃는다. (　　)
　① 항상 ② 종종 ③ 가끔 ④ 전혀 ⑤ 절대 아니다

8. 남의 실수도 웃음으로 웃어넘길 수 있다. (　　)
　① 항상 ② 종종 ③ 가끔 ④ 전혀 ⑤ 절대 아니다

9. 다른 사람과 함께 있는 것을 즐긴다. (　　)
　① 항상 ② 종종 ③ 가끔 ④ 전혀 ⑤ 절대 아니다

10. 나 때문에 남이 즐거워하는 것이 즐겁다. (　　)
　① 항상 ② 종종 ③ 가끔 ④ 전혀 ⑤ 절대 아니다

11. 나는 소리 내어 크게 웃는 편이다. (　　)

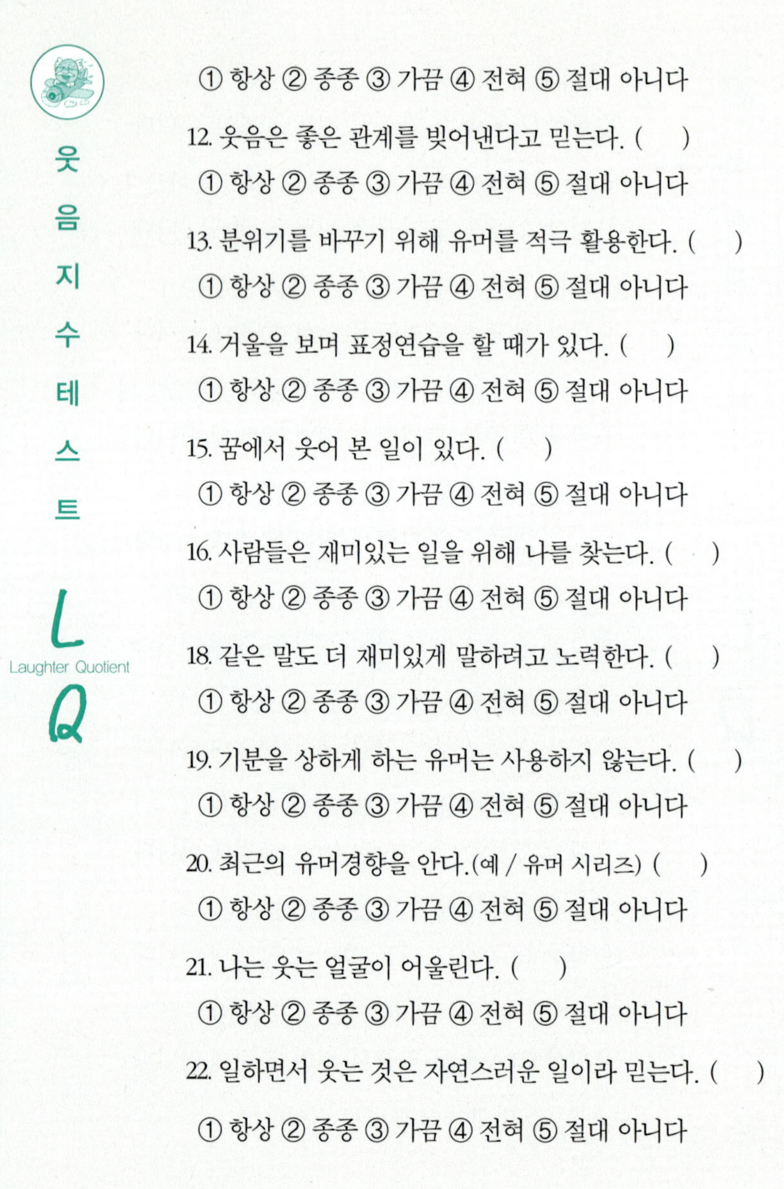

① 항상 ② 종종 ③ 가끔 ④ 전혀 ⑤ 절대 아니다

12. 웃음은 좋은 관계를 빚어낸다고 믿는다. (　　)
　　① 항상 ② 종종 ③ 가끔 ④ 전혀 ⑤ 절대 아니다

13. 분위기를 바꾸기 위해 유머를 적극 활용한다. (　　)
　　① 항상 ② 종종 ③ 가끔 ④ 전혀 ⑤ 절대 아니다

14. 거울을 보며 표정연습을 할 때가 있다. (　　)
　　① 항상 ② 종종 ③ 가끔 ④ 전혀 ⑤ 절대 아니다

15. 꿈에서 웃어 본 일이 있다. (　　)
　　① 항상 ② 종종 ③ 가끔 ④ 전혀 ⑤ 절대 아니다

16. 사람들은 재미있는 일을 위해 나를 찾는다. (　　)
　　① 항상 ② 종종 ③ 가끔 ④ 전혀 ⑤ 절대 아니다

18. 같은 말도 더 재미있게 말하려고 노력한다. (　　)
　　① 항상 ② 종종 ③ 가끔 ④ 전혀 ⑤ 절대 아니다

19. 기분을 상하게 하는 유머는 사용하지 않는다. (　　)
　　① 항상 ② 종종 ③ 가끔 ④ 전혀 ⑤ 절대 아니다

20. 최근의 유머경향을 안다.(예 / 유머 시리즈) (　　)
　　① 항상 ② 종종 ③ 가끔 ④ 전혀 ⑤ 절대 아니다

21. 나는 웃는 얼굴이 어울린다. (　　)
　　① 항상 ② 종종 ③ 가끔 ④ 전혀 ⑤ 절대 아니다

22. 일하면서 웃는 것은 자연스러운 일이라 믿는다. (　　)

　　① 항상 ② 종종 ③ 가끔 ④ 전혀 ⑤ 절대 아니다

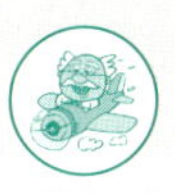

23. 최악의 상황에서도 희망은 있다고 믿는다. (　　)
　　① 항상 ② 종종 ③ 가끔 ④ 전혀 ⑤ 절대 아니다

24. 웃음으로 누군가의 기분을 바꾸어 준 일이 있다. (　　)
　　① 항상 ② 종종 ③ 가끔 ④ 전혀 ⑤ 절대 아니다

25. 웃음에 관한 격언을 세 가지 이상 말할 수 있다. (　　)
　　① 항상 ② 종종 ③ 가끔 ④ 전혀 ⑤ 절대 아니다

채점　각 문항 당 항상=5점, 종종=4점, 가끔=3점,
전혀=2점, 절대=1점을 더한다.

분석　90~125점 사이라면 '유머 우등생'으로 웃음과 함께 사
는 건강한 사람, 75~89점 사이는 '잠재된 유머 화산
형'으로. 조금만 노력하면 멋진 인생, 74점 이하는 '유
머 낙제생'으로 무뚝뚝한 성격이므로 노력이 필요함.

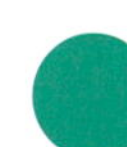

1. Li, C.H., et al., Synthesis and analgesic activity of human
beta-endorphin. J Med Chem, 1977. 20(3) : p. 325-8.

2. Berk, L.S., et al., Neuroendocrine and stress hormone
changes during mirthful laughter. Am J Med Sci, 1989.
298(6) : p. 390-6.

3. Fry, W.F., Jr., The physiologic effects of humor, mirth, and
laughter. JAMA, 1992. 267(13) : p. 1857-8.

4. Miller, M. and W.F. Fry, The effect of mirthful laughter on
the human cardiovascular system. Med Hypotheses, 2009.
73(5) : p. 636-9.

스트레스와 최면요법

손 인 기
계요병원 수련부장
대한최면치료학회 학술이사

 스트레스와 최면요법

"최면 현상이란 신비한 것이다. 일상적인 것이 아닌 뭔가 특별한 상태이다. 무서울 것 같다." 병원 진료에서 흔히 만나게 되는 반응이다. 과연 최면이란 특별한 것일까? 누군가 특별한 힘으로 만들어내는 것일까? 우리는 일상생활에서 흔히 최면과 같은 경험을 하고 있다고 말하면 믿지 않는다.

다음의 설문 중 자신에게 해당되는 것들은 몇 개나 되는지 표시해 보자.

최면경험 설문지 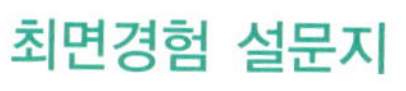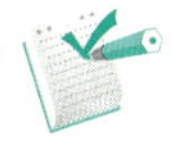

1. 나는 감명적이거나 시적인 말에 감동을 많이 받는다.

2. 나는 영화나 TV 또는 연극을 보고 있는 동안에 내 자신이나 주변을 잊을 정도로 깊이 몰두해서 마치 그 이야기들이 현실처럼 느껴지고 내가 그 이야기의 실제 주인공인 것처럼 느껴진다.

3. 나는 어떤 그림을 한참 동안 열심히 보고 난 후에는 다른 곳을 보는데도 그 그림이 여전히 보이는 때가 있다.

4. 나는 하늘에 떠있는 구름의 모양이 변하는 것을 보는 것을 좋아한다.

5. 나는 재미있는 영화나 소설처럼 생생한 상상을 할 수 있다.

6. 나는 다른 사람들이 신비한 경험에 대해서 이야기 할 때 그것들을 이해할 수 있다고 생각한다.

7. 나는 가끔 보통의 내가 아닌 듯한 경험을 한다.

8. 나는 가끔 털이나 모래, 나무 같은 것을 만질 때 색깔이나 음악이 생각나기도 한다.

9. 나는 때때로 두 개의 현실이 공존하는 것을 경험한다.

10. 나는 음악을 들을 때 너무나 빠져서 다른 소리를 듣지 못한다.

11. 나는 내가 하고자 하면 내 몸을 일부러 움직이려고 해도 움직여 지지 않을 정도로 무겁다고 상상할 수 있다.

12. 타는 장작의 불꽃과 소리는 나를 자극한다.

13. 나는 가끔 아름다운 경치나 예술 작품에 완전히 빠져서 일시적으로 나의 정신 상태가 변하는 것을 느낄 수 있다.

14. 나에게는 색깔마다 다른 특별한 의미가 있다.

15. 나는 딴 생각을 하면서도 일상적인 일들을 할 수 있다.

16. 나는 때때로 과거의 일이 너무나 생생해서 마치 그 시절을 다시 사는 것 같다.

17. 내가 만약 연극배우라면 나는 내 자신과 관객들을 잊고 내가 맡은 역할에 완전히 몰두할 수 있을 것 같다.

18. 나는 종종 생각이 단어가 아닌 영상으로 떠오른다.

19. 강렬한 음악을 듣고 있을 때 나는 종종 내가 공중으로 떠오르는 것처럼 느껴진다.

20. 나의 가장 생생한 기억들은 냄새나 향기를 맡을 때 떠오른다.

21. 어떤 음악을 들을 때 나는 그림 또는 색상의 변화가 생각나기도 한다.

22. 나는 목소리에 너무나 매혹되는 수가 있다.

23. 나는 가끔 사람이 없는데도 있는 것처럼 느낀다.

24. 때때로 생각과 영상이 저절로 떠오른다.

25. 지는 해는 나에게 깊은 감동을 준다.

주의 사항 ••• 최면성을 측정하는 가장 확실한 방법은 직접 최면을 해보는 것이다. 대체로 이 설문지에서 해당되는 항목이 많을수록 최면성이 높을 수 있지만, 어떤 사람들은 적은 수의 항목만 해당되지만, 최면성이 높을 수 있다.

여러분은 몇 개나 해당되는가? 아마 많은 사람도 있고, 적은 사람도 있을 것이다. 최면성(최면에 몰입할 수 있는 능력)은 사람의 성격이 모두 다르듯이, 모두 다르다. 그러나 한 가지 알게 된 사실이 있을 것이다. 설문지에 나온 내용은 우리 일상생활에서 흔히 경험하는 것이다. 최면성은 우리 인간이 갖고 있는 여러 심리 특징 중 하나이다. 뭔가 특별한 힘을 부여 받은 사람만의 것도 아니고, 누군가 특별한 힘으로 이끌어 내는 것도 아니며, 자연이 우리에게 선물한 성질이다.

최면에 몰입하기 위해서 사용하는 암시의 방법에는 여러 가지가 있다. 말로 하는 방법도 있고, 말로 하지 않는 방법도 있다. 감성에 호소하는 방법도 있고, 논리를 지렛대로 사용하는 방법도 있다.

가장 먼저, 말로 하는 방법은 여러분이 생각하는 바로 그 방법이다. 피최면자의 주의를 이끌어 내는 암시문을 사용하여 최면에 몰입하도록 하는 것이다.

그러면 말로 하지 않는 방법에는 어떤 것이 있을까? 스트레스 해소에 관심이 있는 분들은 보행명상이란 얘기를 들어보았을 것이다. 명상에 익숙하지 않는 초보자들에게 탁월한 방법이라고 생각된다. 보행명상을 하기 위해서는 호흡하는 주기에 맞추어서 천천히 걷는다. 걸음을 내딛을 때마다 매 걸음에 주의를 집중한다. 반복성과 주의를 어떤 대상에 집중하는 과정은 최면의 과정과 동일하다. 라마즈 분만법이라는 것을 알 것이다. 분만 시 통증을 줄여주기 위한 일종의 호흡법인데, 이 역시 같은 원리로 효과가 나타나는 것이고, 가벼운 최면 상태를 유도하는 과정이라고 할 수 있다. 이처럼 여러 치료법들이 밝히지는 않지만, 최면의 원리를 이용하고 있다.

　몇 해 전에 중요한 과학적 발견이 있었다. 여러 분들도 잘 아는 '사이언스' 라는 과학잡지에 최면의 진통 효과를 최첨단 뇌영상 기법을 통해서 증명한 연구였다. 뇌는 높은 단계의 구조물과 낮은 단계의 구조물로 크게 나눌 수 있다. 오감을 통해서 들어온 감각 정보는 말초 신경을 통해서 뇌의 낮은 단계의 구조물로 전달되고, 이곳에서 어느 정도 정리가 된 뒤, 뇌의 높은 단계의 구조물로 전달되면, 우리는 아프다는 등 감정이 수반되는 느낌을 갖게 된다. 최면을 시행하면 이 정보의 흐름의 중간 다리 같은 부분의 기능이 일시적으로 저하되는 것을 관찰할 수 있었다. 그 결과 최면에 몰입한 사람은 차가운 얼음을 손에 쥐고 있어도, 너무 차가워서 아픈 것이 아닌, 단지 묵직한 느낌만을 갖는다. 예리한 분들은 눈치 챘겠지만, 통증에는 어떤 감각 외에도 그 감각에 대한 감정 반응이 중요한데, 이 감정 반응이 차단된 결과이다.

최면이나 최면 현상을 이용한 여러 방법들이 스트레스 완화 효과를 갖는 원리는 이와 같다. 머릿속이 걱정 거리로 꽉 차 있을 때, 자기최면에 몰입하게 되면 머릿속 걱정거리가 차단되어서 몸과 마음이 편안해지게 되는 것이다. 사실 최면 자체는 치료가 아니다. 그래서 최면을 치료적으로 이용하기 위해서는 인간의 정신병리와 정신치료를 숙련하는 과정이 필요하다. 이 점에서 최면술사와 최면치료자가 구분되는 것이다. 최면 자체가 치료는 아니지만, 이완효과와 스트레스 해소 효과는 분명히 있다. 자기최면을 배우면 최면 자체의 이완효과를 통해서 긴장되고, 불안하고, 걱정하는 마음을 다스릴 수 있는 것이다.

자기 최면을 어떻게 하는 것일까? 정신과 전문의 중에서 최면의학을 수련한 저와 같은 최면치료자를 만나서 몇 번의 최면을 경험한 뒤, 자기 최면을 배우는 방법도 있고, 이 책에 나와있는 내용을 자신이 녹음한 뒤 듣거나, 다른 사람에게 읽어달라고 하는 방법도 가능하다. 자기최면을 하기 위한 지시문은 다음과 같다.

이 지시문은 변영돈 대한최면치료학회 회장이 만든 것을 이 책의 취지에 맞게 수정한 것이다. 한 가지 주의 사항은 책 읽듯이 단조롭게 읽지 말고, 천천히 이완된 상태로 읽어야 한다.

자기최면 지시문

눈을 감고, 숨을 깊이 들여 마십니다. 잠깐 멈추시고, 숨을 길게 내쉬세요. 자연스럽게, 편안하게... 이제 자신의 호흡에 마음을 집중하고 숨을 깊이 들이쉬고 내쉽니다. 규칙적으로 고르게 호흡하면서 긴장을 풉니다. 숨을 들여 마시고, 내쉬고... 천천히... 천천히... 규칙적으로... 규칙적으로... 숨을 내쉴 때마다 몸 안의 긴장과 불안이 숨을 통해서 빠져 나간다고 상상하십시오. 숨을 내쉴 때마다 점점... 내 마음 속의 걱정과 불안이, 긴장이 점점 더 빠져 나가고 있습니다.

이제 온몸의 근육이 하나하나 풀어진다고 생각하십시오. 감고 있는 눈 주위와 이마, 얼굴의 근육들이 완전히 풀어진다고 생각하십시오. 입 주위와 턱의 근육들이 완전히 풀어진다고 생각하십시오. 이 사이를 약간 벌리고 턱의 긴장을 풉니다. 목과 어깨의 근육을 모두 풀어줍니다.

숨을 쉴 때마다 당신의 몸과 마음은 더 깊은 휴식으로 들어갑니다. 가슴과 등의 근육들을 모두 풀어 주십시오. 가슴 속의 심장과 폐의 깊은 곳까지 완전히 긴장을 풀어 줍니다. 양 팔의 긴장이 풀리며 그 편안한 이완이 두 손 끝까지 퍼집니다. 이제 숨을 내쉬면 배의 근육을 모두 풀어 줍니다. 두 다리의 근육을 완전히 풀어 줍니다. 발가락 끝까지 모든 근육의 긴장이 풀어집니다.

당신은 이제 온몸의 긴장이 풀려 완전한 휴식 속에 잠겼습니다.

이제 당신은 아주 깊고 기분 좋은 이완 상태에 들어왔습니다. 깊은, 당신의 몸이 쉬는 동안 당신의 마음 속 아주 깊은 내부의 문이 열립니다.

자기최면에 이용할 수 있는 암시문을 제시하였다. 그래도 막상 해보려니 걱정되는 것들이 있을 것이다. "최면 상태에 몰입했다 깨어나지 못하면 어떻게 하나? 나 자신의 통제력을 잃게 되지 않을까? 내가 정신이 약한 사람이란 것을 사람들이 알게 되지 않을까?"(이런 정도가 흔하게 하는 걱정들이다.)

하나하나 설명을 통해 알아보자. 최면 상태에 몰입한 뒤 더 이상 아무런 암시도 주지 않게 되면, 일정 시간이 지난 뒤 저절로 깨어나게 된다. 여태껏 최면 상태에서 깨어나지 못했다는 보고는 없다. 또 아무리 깊은 최면에 몰입하더라도 의식은 있다. 의식이 없다면, 최면치료자가 하는 말을 알아들을 수 없을 것이다.

즉, 최면에 몰입하더라도 의식이 있기 때문에 자신의 통제력을 잃게 되는 일은 일어나지 않는다. 외국에서 한 반의 학생들을 대상으로 학급 내의 학생들 간의 서열과 최면성에 대한 상관관계를 알아보는 연구를 했다. 그 연구자는 애초에 서열이 낮은 학생이 최면성이 높을 것이라고 생각했지만, 결과는 상관이 없었다. 여러 가지 성격 유형과의 관련성에 대한 연구들도 결과는 마찬가지였다. 그러므로 최면성은 하나의 심리 특성이지 약하다는 것을 의미하는 것은 아니다.

최면 치료를 받으러 오는 환자들에게 항상 드는 비유를 들어보면 다음과 같다.

얼마 전 맥주 광고에 나온 장면입니다. '한 청년이 뒤 돌아서 있고, 뒤에는 친구들이 서 있습니다. 뒤돌아 서 있는 청년은 뒤편의 친구들을 믿고, 넘어집니다.' 이 장면 기억나시나요? 굳이 이런 광고가 아니더라도 초등학생들 캠프에 가면 흔히 비슷한 실습을 합니다. 뒤편의 친구들이 나를 반드시 받쳐줄 것이라는 믿음이 있기 때문에 기꺼이 뒤돌아서 넘어질 수 있는 것입니다.

최면에 몰입하는 과정에는 이런 믿음이 필요하다. 사실 해보면 별로 두려워할 것이 아니라는 것을 바로 알게 될 것이고, 오히려 재미있는 경험이라고 느끼게 될 것이다. 일단 경험을 하게 되면, 그 다음은 더 쉬워지고, 더 깊은 이완과 스트레스 해소를 느끼게 될 것이다. 자! 한 번 해보도록 합시다.

매일 실천하는 스트레스 관리 십계명

우종민
인제대학교 서울백병원
신경정신과 교수

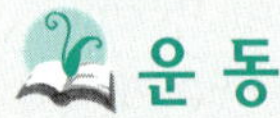 운 동

**아침에 눈 뜨면 10분간 스트레칭 하는 습관 들이기
주 3회 30분 이상의 규칙적인 운동하기**

적절한 운동을 하면 세로토닌과 같은 호르몬이 분비되어 기분이 좋아진다. 또한 신체 에너지가 생성되어 자신감이 생겨서 스트레스를 극복할 수 있다. 꾸준히 운동을 하면 활기찬 인생은 물론이고 나이보다 젊어 보이고 매력적인 사람이 될 수 있다.

운동을 고를 때는 자기 성격이나 신체조건에 맞는 운동을 하는 것이 좋다. 경쟁심이 강한 사람은 승부가 있는 구기종목을

하면 좋다. 중추신경이 자극되면서 스릴을 맛볼 수 있고, 대인 관계도 운동의 또 다른 재미가 된다.

혼자만의 시간을 편안해 하는 성격이라면 등산이나 수영이 좋다.

자연을 접한다

자연을 자주 접하는 것이야말로 몸과 마음의 건강을 지키는 가장 좋은 방법이다. 현대인의 오감(五感)은 지나친 경쟁, 밤에도 밝게 켜진 조명과 소음, 밀집된 환경때문에 항상 과잉 흥분되어 있다. 자연 속에서는 오감이 안정되면서 주의력이 회복되고 평안을 찾을 수 있다.

잠을 잘 자기

돈 안 들이고 가장 쉽게 스트레스를 푸는 방법은 무엇일까?

바로 숙면이다. 잠을 잘 자는 것이다. 직장 여성들에게 스트레스 받을 때 어떻게 푸느냐고 물어보면, 이불 뒤집어쓰고 잔다는 대답이 제일 많다. 한 잠 푹 자고 나면 뭐 때문에 스트레스 받았는지 다 잊어버린다. 상쾌해진다. 컴퓨터가 버벅거릴 때 리셋 버튼을 꾹 눌러주는 것과 비슷하다.

침실의 온도는 다소 선선하게 하고 심야에는 컴퓨터나 TV 시청을 자제한다. 절대 누워서 고민하지 마라. 차라리 일어나서 해결책을 찾은 뒤, 다시 잠을 청하자.

매사에 긍정적으로 생각하기

자신에게 어떤 일이 일어나는가를 선택할 수는 없다. 그러나 자신이 거기에 어떻게 반응하는가는 항상 선택할 수 있다. 자기혁신은 외모가 아닌 내면에 존재하는 자아 이미지를 바꾸는 데서 출발한다. 셰익스피어의 '햄릿'에는 '세상엔 좋거나 나쁜 게 없다. 그저 생각이 그렇게 만들 따름이다'라는 구절이 나온다. 실제로 부정적인 환경에서도 내가 마음가짐을 어떻게 먹느냐에 따라 우리 운명이 갈라진다. 모든 것은 오로지 마음이 지어낸다.

링컨도 심한 우울증을 앓았던 적이 있고 그림자처럼 수많은 실패가 늘 따라다녔다. 그래도 링컨은 '생각하는 만큼 행복해진다.'고 믿었기에 미국인이 제일 존경하는 대통령이 되었다.

남을 칭찬하기

말은 분쟁의 씨앗이 되기도 하고, 복을 불러오는 효자 노릇을 하기도 한다. 스트레스를 날려주는 가장 중요한 기술이기도 하다. 하루를 돌이켜보면 말로 죄를 짓는 일이 얼마나 많은가? 가까운 사이라고 남의 가슴에 상처를 주거나 기를 죽이는 언행은 삼갈 일이다. 반대로 가까운 사이일수록 소중히 여기고 늘 장점과 가능성을 인정해주고 칭찬하는 노력이 필요하다. 스트레스 없는 대화요령의 으뜸은 남의 좋은 점을 보아주고 늘 칭찬하는 것이다.

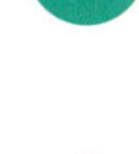 거울보고 웃으며 말하기 : 넌 정말 잘하고 있어

나 자신을 칭찬하는 것은 현대인에게 가장 중요한 습관이다.

나 자신에게 너무 야박할 필요는 없다. 자기를 소중히 여기는 사람이 남도 소중히 여긴다. 일단 하루 동안 칭찬을 몇 번 할지 목표 횟수를 정한다. 하루 세 번 식후 화장실에서 양치질하면서 거울을 보고 나 자신에게 말하자. '넌 정말 잘하고 있어.' 그리고 나 자신의 칭찬 리스트를 작성해 보자. 내 재능을 찾아보자. 사소한 것이라도 칭찬거리가 될 수 있다.

지금 이 순간 행복해지기로 선택한다면 나는 얼마든지 행복해질 수 있다. 자신감을 갖자.

 ## 나만의 취미를 개발한다

　미국 정신의학회에서는 기능을 평가할 때, 사회의 대인관계와 직장에서의 기능 수준 다음으로 여가를 어떻게 이용하고 있는지 파악한다. 결국 오락과 취미를 어느 정도 즐길 줄 알아야 정신적으로 건강하다는 뜻이다. 특히 각종 스트레스에 시달리는 사람은 더 적극적으로 여가활동을 해야만 정신건강을 지킬 수 있다. 놀 땐 확실하게 잘 노는 사람이 일도 잘 한다. 잘 놀아야 마음이 건강해진다.

 ## 적당히 거절하고 져주면서 살자

　착하다는 말 들으려다 제 갈 길 못 가고 인생을 낭비하는 사람이 많다. 매사에 이기려고 들다가 갈등과 불화에 늘 휘말리는 사람도 있다. 과연 나는 어떤가? 적당히 거절해야 내가 한 숨 돌릴 수 있는 여유가 생긴다. 납득할만한 거절의 이유를 대고 상대가 섭섭해 하지 않을 대안을 제시하면 금상첨화다.

　설령 상대방이 나에게서 멀어지더라도 너무 섭섭해하지 말자. 결국 사람은 혼자다.

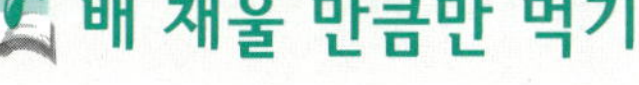 배 채울 만큼만 먹기

스트레스를 받으면, 먹는 속도가 빨라지고 무엇이든 꿀꺽 삼켜버리기 쉽다. 폭식은 후회를 낳고, 늘어나는 배를 보면 나 자신이 한심해 보인다. 그러면 더 스트레스를 받는 악순환의 연속이 된다. 거식증도 마찬가지다.

'모든 과잉은 결핍을 초래한다. 모든 결핍은 과잉을 초래한다.'는 에머슨의 말처럼 넘치지도 않고 모자라지도 않게 먹는 것이 제일 좋다.

오늘 하루 고마웠던 사람에게 메시지 남기기

영국의 철학자 조지 무어는 '필요한 것을 찾아서 세상을 돌아다닌 사람이 결국은 집에 와서야 그것을 찾는다'고 했다. 이렇듯 정말 필요하고 고마운 사람은 가까이에 있다.

기억력이 나쁠수록 행복할까? 아니면 좋을수록 행복할까? 상처받고 기분 나빴던 기억은 잘 잊어버릴수록 행복하다. 운좋게 잘 풀린 일과 고마웠던 사람은 기억을 잘 할수록 행복하다. 오늘만은 원수를 물에 새기고 은혜를 돌에 새기자. 전화를 들고 고마웠다고 말하자.

 ## 마지막 계명 : '모든 스트레스는 내 인생의 스승이다.'

 지금 흘린 눈물, 그동안 흘렸던 눈물이 앞으로는 기쁨으로 돌아오도록 열심히 노력해보자. 영국 속담에 "평온한 바다는 결코 유능한 뱃사람을 만들 수 없다."고 했다.

 누구나 삶 속에서 고난을 경험한다. 쓰라린 경험을 하면 할수록 거기서 더 배우고 성장한다. 스트레스가 나를 더 강하게 단련시키고, 인생의 깊은 맛을 느끼게 해주는 스승이라고 여긴다면 더 이상 스트레스는 나를 괴롭히지 못할 것이다.

나주정신건강센터장 역임
현, 광주제일정신과의원 원장
역서 『정신건강을 위한 투쟁』(공역)

| **양종철**

전남대학교 의과대학 졸업, 의학박사 취득
현, 전북의대 정신과 교수
　　대한불안의학회 국제이사
　　한국정신분석학회 학술이사
저서 『재난과 정신건강』(공저)

| **최영희**

고려대학교 의과대학 졸업
국립서울정신병원 정신과 수료
인제대학교 서울백병원 책임교수 역임
한국인지행동치료학회회장 역임
현, 메타 인지행동치료 및 스키마치료 연
　　구소장
저서 『인지치료 이론과 실제』, 『공황과 불
　　안의 극복(공황장애 인지행동치료 프
　　로그램)』, 『공황장애의 인지행동치료』

| **유상우**

연세대학교 의과대학 졸업
연세대학교 정신과학 박사
한림대학교 한림대병원 교수 역임
현, Yoo & Kim 신경정신과 원장
저서 『다나박사의 공황장애』, 『부자가 되
　　는 뇌의 비밀』, 『스트레스 다스리기』
　　(공저), 『행동과학』(공저) 외 다수

| **박주언**

동아대학교 의과대학 졸업
성균관대학교 정신과학 박사
현, 한국EAP협회 부회장
　　한국직무스트레스학회 교육이사
　　계요병원 정신과 과장
저서 『스트레스 다스리기』(공저), 『외상후
　　스트레스장애 근거중심의학 지침서』
　　(공저)

| **김 원**

가톨릭대학교 의과대학 졸업, 의학박사 취득
현, 대한우울조울병학회 재무이사
　　한국인지행동치료학회 편집위원
　　인제의대 서울백병원 정신과 조교수
저서 『스트레스 다스리기』(공저), 『양극성
　　장애』(공저)

| **김응조**

경희대학교 의과대학 졸업
현, 계요병원 정신과 진료과장
　　한국정신분석학회 홍보 이사

| **이병철**

한림대학교 의과대학 졸업
한림대학교 정신과학 박사
현, 한림대학교 한강성심병원 조교수
저서 『자살의 이해와 예방』(공저)

| **김경자**

경상대학교 간호학과 졸업
한림대학교 노년학 석사
현, 웃음임상학회 부회장
　　병원간호사회 스트레스 관리강사(웃음
　　임상치료)
　　한림대학교 한강성심병원 간호부 수
　　간호사, 교육위원

| **손인기**

중앙대학교 의과대학 졸업
중앙대학교 정신과학 박사
동국대학교 의과대학 교수 역임
현, 계요병원 수련부장
　　대한최면치료학회 학술이사

| **우종민**

서울대학교 의과대학 졸업
현, 한국EAP협회 부회장
　　인제대학교 서울백병원 신경정신과 교수
저서 『DR 우의 우울증 카운슬링』, 『마음
　　력』, 『남자심리학』

가림출판사 · 가림M&B · 가림Let's에서 나온 책들

문학

바늘구멍
켄 폴리트 지음 / 홍영의 옮김
신국판 / 342쪽 / 5,300원

레베카의 열쇠
켄 폴리트 지음 / 손연숙 옮김
신국판 / 492쪽 / 6,800원

암병선
니시무라 쥬코 지음 / 홍영의 옮김
신국판 / 300쪽 / 4,800원

첫키스한 얘기 말해도 될까
김정미 외 7명 지음 / 신국판 / 228쪽 / 4,000원

사미인곡 上·中·下
김충호 지음 / 신국판 / 각 권 5,000원

이내의 끝자리
박수완 스님 지음 / 국판변형 / 132쪽 / 3,000원

너는 왜 나에게 다가서야 했는지
김충호 지음 / 국판변형 / 124쪽 / 3,000원

세계의 명언
편집부 엮음 / 신국판 / 322쪽 / 5,000원

여자가 알아야 할 101가지 지혜
제인 아서 엮음 / 지창국 옮김
4×6판 / 132쪽 / 5,000원

현명한 사람이 읽는 지혜로운 이야기
이정민 엮음 / 신국판 / 236쪽 / 6,500원

성공적인 표정이 당신을 바꾼다
마츠오 도오루 지음 / 홍영의 옮김
신국판 / 240쪽 / 7,500원

태양의 법
오오카와 류우호오 지음 / 민병수 옮김
신국판 / 246쪽 / 8,500원

영원의 법
오오카와 류우호오 지음 / 민병수 옮김
신국판 / 240쪽 / 8,000원

석가의 본심
오오카와 류우호오 지음 / 민병수 옮김
신국판 / 246쪽 / 10,000원

옛 사람들의 재치와 웃음
강형중 · 김경익 편저 / 신국판 / 316쪽 / 8,000원

지혜의 쉼터
쇼펜하우어 지음 / 김충호 엮음
4×6판 양장본 / 160쪽 / 4,300원

헤세가 너에게
헤르만 헤세 지음 / 홍영의 엮음
4×6판 양장본 / 144쪽 / 4,500원

사랑보다 소중한 삶의 의미
크리슈나무르티 지음 / 최유영 엮음
신국판 / 180쪽 / 4,000원

장자–어찌하여 알 속에 털이 있다 하는가
홍영의 엮음 / 4×6판 / 180쪽 / 4,000원

논어–배우고 때로 익히면 즐겁지 아니한가
신도희 엮음 / 4×6판 / 180쪽 / 4,000원

맹자–가까이 있는데 어찌 먼 데서 구하려 하는가
홍영의 엮음 / 4×6판 / 180쪽 / 4,000원

아름다운 세상을 만드는 사랑의 메시지 365
DuMont monte Verlag 엮음 / 정성호 옮김
4×6판 변형 양장본 / 240쪽 / 8,000원

황금의 법
오오카와 류우호오 지음 / 민병수 옮김
신국판 / 320쪽 / 12,000원

왜 여자는 바람을 피우는가?
기젤라 룬테 지음 / 김현성 · 진정미 옮김
국판 / 200쪽 / 7,000원

세상에서 가장 아름다운 선물
김인자 지음 / 국판변형 / 292쪽 / 9,000원

수능에 꼭 나오는 한국 단편 33
윤종필 엮음 / 신국판 / 704쪽 / 11,000원

수능에 꼭 나오는 한국 현대 단편 소설
윤종필 엮음 및 해설 / 신국판 / 364쪽 / 11,000원

수능에 꼭 나오는 세계단편(영미권)
지창영 옮김 / 윤종필 엮음 및 해설
신국판 / 328쪽 / 10,000원

수능에 꼭 나오는 세계단편(유럽권)
지창영 옮김 / 윤종필 엮음 및 해설
신국판 / 360쪽 / 11,000원

대왕세종 1·2·3
박충훈 지음 / 신국판 / 각 권 9,800원

세상에서 가장 소중한 아버지의 선물
최은경 지음 / 신국판 / 144쪽 / 9,500원

건강

아름다운 피부미용법
이순희(한독피부미용학원 원장) 지음
신국판 / 296쪽 / 6,000원

버섯건강요법
김병각 외 6명 지음 / 신국판 / 286쪽 / 8,000원

성인병과 암을 정복하는 유기게르마늄
이상현 편저 / 쿄오 샤오이 감수
신국판 / 312쪽 / 9,000원

난치성 피부병
생약효소연구원 지음 / 신국판 / 232쪽 / 7,500원

新 방약합편
정도명 편역 / 신국판 / 416쪽 / 15,000원

자연치료의학
오홍근(신경정신과 의학박사 · 자연의학박사) 지음
신국판 / 472쪽 / 15,000원

약초의 활용과 가정한방
이인성 지음 / 신국판 / 384쪽 / 8,500원

역전의학
이시하라 유미 지음 / 유태종 감수
신국판 / 286쪽 / 8,500원

이순희식 순수피부미용법
이순희(한독피부미용학원 원장) 지음
신국판 / 304쪽 / 7,000원

21세기 당뇨병 예방과 치료법
이현철(연세대 의대 내과 교수) 지음
신국판 / 360쪽 / 9,500원

신재용의 민의학 동의보감
신재용(해성한의원 원장) 지음 / 신국판 / 476쪽 /
10,000원

치매 알면 치매 이긴다
배오성(백상한방병원 원장) 지음
신국판 / 312쪽 / 10,000원

21세기 건강혁명 밥상 위의 보약 생식
최경순 지음 / 신국판 / 348쪽 / 9,800원

기치유와 기공수련
윤한홍(기치유 연구회 회장) 지음
신국판 / 340쪽 / 12,000원

만병의 근원 스트레스 원인과 퇴치
김지혁(김지혁한의원 원장) 지음
신국판 / 324쪽 / 9,500원

김종성 박사의 뇌졸중 119
김종성 지음 / 신국판 / 356쪽 / 12,000원

탈모 예방과 모발 클리닉
장정훈 · 전재홍 지음 / 신국판 / 252쪽 / 8,000원

구태규의 100% 성공 다이어트
구태규 지음 / 4×6배판 변형 / 240쪽 / 9,900원

암 예방과 치료법
이춘기 지음 / 신국판 / 296쪽 / 11,000원

알기 쉬운 위장병 예방과 치료법
민영일 지음 / 신국판 / 328쪽 / 9,900원

이온 체내혁명
노보루 야마노이 지음 / 김병관 옮김
신국판 / 272쪽 / 9,500원

어혈과 사혈요법
정지천 지음 / 신국판 / 308쪽 / 12,000원

약손 경락마사지로 건강미인 만들기
고정환 지음 / 4×6배판 변형 / 284쪽 / 15,000원

정유정의 LOVE DIET
정유정 지음 / 4×6배판 변형 / 196쪽 / 10,500원

머리에서 발끝까지 예뻐지는 부분다이어트
신상만 · 김선민 지음 / 4×6배판 변형
196쪽 / 11,000원

알기 쉬운 심장병 119
박승정 지음 / 신국판 / 248쪽 / 9,000원

알기 쉬운 고혈압 119
이정균 지음 / 신국판 / 304쪽 / 10,000원

여성을 위한 부인과질환의 예방과 치료
차선희 지음 / 신국판 / 304쪽 / 10,000원

알기 쉬운 아토피 119
이승규 · 임승엽 · 김문호 · 안유일 지음
신국판 / 232쪽 / 9,500원

120세에 도전한다
이권행 지음 / 신국판 / 308쪽 / 11,000원

건강과 아름다움을 만드는 요가
정판식 지음 / 4×6배판 변형 / 224쪽 / 14,000원

우리 아이 건강하고 아름다운 롱다리 만들기
김성훈 지음 / 대국전판 / 236쪽 / 10,500원

알기 쉬운 허리디스크 예방과 치료
이종서 지음 / 대국전판 / 328쪽 / 12,000원

소아과 전문의에게 듣는 알기 쉬운 소아과 119
신영규 · 이강우 · 최성항 지음
4×6배판 변형 / 280쪽 / 14,000원

피가 맑아야 건강하게 오래 살 수 있다
김영찬 지음 / 신국판 / 256쪽 / 10,000원

웰빙형 피부 미인을 만드는 나만의 셀프 피부건강
양해원 지음 / 대국전판 / 144쪽 / 10,000원

내 몸을 살리는 생활 속의 웰빙 항암 식품
이승남 지음 / 대국전판 / 248쪽 / 9,800원

마음한글, 느낌한글
박완식 지음 / 4×6배판 / 300쪽 / 15,000원

웰빙 동의보감식 발마사지 10분
최미희 지음 / 신재용 감수
4×6배판 변형 / 204쪽 / 13,000원

아름다운 몸, 건강한 몸을 위한 **목욕 건강 30분**
임하성 지음 / 대국전판 / 176쪽 / 9,500원

내가 만드는 한방생주스 60
김영섭 지음 / 국판 / 112쪽 / 7,000원

몸을 살리는 건강식품
백은희 · 조창호 · 최양진 지음
신국판 / 384쪽 / 11,000원

건강도 키우고 성적도 올리는 자녀 건강
김진돈 지음 / 신국판 / 304쪽 / 12,000원

알기 쉬운 **간질환 119**
이관식 지음 / 신국판 / 264쪽 / 11,000원

밥으로 병을 고친다
허봉수 지음 / 대국전판 / 352쪽 / 13,500원

알기 쉬운 **신장병 119**
김형규 지음 / 신국판 / 240쪽 / 10,000원

마음의 감기 치료법 **우울증 119**
이민수 지음 / 대국전판 / 232쪽 / 9,800원

관절염 119
송영욱 지음 / 대국전판 / 224쪽 / 9,800원

내 딸을 위한 **미성년 클리닉**
강병문 · 이향아 · 최정원 지음
국판 / 148쪽 / 8,000원

암을 다스리는 **기적의 치유법**
케이 세이헤이 감수
카와키 나리카즈 지음 / 민병수 옮김 /
신국판 / 256쪽 / 9,000원

스트레스 다스리기
대한불안장애학회 스트레스관리연구특별위원회
지음
신국판 / 304쪽 / 12,000원

천연 식초 건강법
건강식품연구회 엮음 / 신재용(해성한의원 원장) 감수
신국판 / 252쪽 / 9,000원

암에 대한 모든 것
서울아산병원 암센터 지음 / 신국판 / 360쪽 /
13,000원

알록달록 **컬러 다이어트**
이승남 지음 / 국판 / 248쪽 / 10,000원

당신도 부모가 될 수 있다
정병준 지음 / 신국판 / 268쪽 / 9,500원

키 10cm 더 크는 키네스 성장법
김양수 · 이종균 · 최형규 · 표재환 · 김문희 지음
대국전판 / 312쪽 / 12,000원

당뇨병 백과
이현철 · 송영득 · 안철우 지음
4×6배판 변형 / 396쪽 / 16,000원

호흡기 클리닉 119
박성학 지음 / 신국판 / 256쪽 / 10,000원

키 쑥쑥 크는 롱다리 만들기
롱다리 성장클리닉 원장단 지음
4×6배판 변형 / 256쪽 / 11,000원

내 몸을 살리는 건강식품
백은희 · 조창호 · 최양진 지음
신국판 / 368쪽 / 11,000원

내 몸에 맞는 운동과 건강
하철수 지음 / 신국판 / 264쪽 / 11,000원

알기 쉬운 **척추 질환 119**
김수연 지음 / 신국판 변형 / 240쪽 / 11,000원

베스트 닥터 박승정 교수팀의 **심장병 예방과
치료**
박승정 외 5인 지음 / 신국판 / 264쪽 / 10,500원

암 전이 재발을 막아주는 한방 신치료 전략
조종관 · 유화승 지음 / 신국판 / 308쪽 / 12,000원

식탁 위의 위대한 혁명 **사계절 웰빙 식품**
김진돈 지음 / 신국판 / 284쪽 / 12,000원

우리 가족 건강을 위한 신종플루 대처법
우준희 · 김태형 · 정진원 지음 / 신국판 변형 /
172쪽 / 8,500원

교육

우리 교육의 창조적 백색혁명
원상기 지음 / 신국판 / 206쪽 / 6,000원

현대생활과 체육
조창남 외 5명 공저 / 신국판 / 340쪽 / 10,000원

퍼펙트 MBA
IAE유학네트 지음 / 신국판 / 400쪽 / 12,000원

유학길라잡이 I - 미국편
IAE유학네트 지음 / 4×6배판 / 372쪽 / 13,900원

유학길라잡이 II - 4개국편
IAE유학네트 지음 / 4×6배판 / 348쪽 / 13,900원

조기유학길라잡이.com
IAE유학네트 지음 / 4×6배판 / 428쪽 / 15,000원

현대인의 건강생활
박상호 외 5명 공저 / 4×6배판 / 268쪽 / 15,000원

천재아이로 키우는 두뇌훈련
나카마츠 요시로 지음 / 민병수 옮김
국판 / 288쪽 / 9,500원

두뇌혁명
나카마츠 요시로 지음 / 민병수 옮김
4×6판 양장본 / 288쪽 / 12,000원

테마별 고사성어로 익히는 한자
김경익 지음 / 4×6배판 변형 / 248쪽 / 9,800원

生생 **공부비법**
이은승 지음 / 대국전판 / 272쪽 / 9,500원

자녀를 성공시키는 **습관만들기**
배은경 지음 / 대국전판 / 232쪽 / 9,500원

한자능력검정시험 1급
한자능력검정시험연구위원회 편저
4×6배판 / 568쪽 / 21,000원

한자능력검정시험 2급
한자능력검정시험연구위원회 편저
4×6배판 / 472쪽 / 18,000원

한자능력검정시험 3급(3급II)
한자능력검정시험연구위원회 편
4×6배판 / 440쪽 / 17,000원

한자능력검정시험 4급(4급II)
한자능력검정시험연구위원회 편
4×6배판 / 352쪽 / 15,000원

한자능력검정시험 5급
한자능력검정시험연구위원회 편저
4×6배판 / 264쪽 / 11,000원

한자능력검정시험 6급
한자능력검정시험연구위원회 편저
4×6배판 / 168쪽 / 8,500원

한자능력검정시험 7급
한자능력검정시험연구위원회 편저
4×6배판 / 152쪽 / 7,000원

한자능력검정시험 8급
한자능력검정시험연구위원회 편저
4×6배판 / 112쪽 / 6,000원

볼링의 이론과 실기
이택상 지음 / 신국판 / 192쪽 / 9,000원

고사성어로 끝내는 천자문
조준상 글 · 그림 / 4×6배판 / 216쪽 / 12,000원

논술 종합 비타민
김종원 지음 / 신국판 / 200쪽 / 9,000원

내 아이 스타 만들기
김민성 지음 / 신국판 / 200쪽 / 9,000원

교육 1번지 강남 엄마들의 **수험생 자녀 관리**
황송주 지음 / 신국판 / 288쪽 / 9,500원

초등학생이 꼭 알아야 할 위대한 역사 상식
우진영 · 이양경 지음
4×6배판 변형 / 228쪽 / 9,500원

초등학생이 꼭 알아야 할 행복한 경제 상식
우진영 · 전선심 지음
4×6배판 변형 / 224쪽 / 9,500원

초등학생이 꼭 알아야 할 재미있는 과학상식
우진영 · 정경희 지음
4×6배판 변형 / 220쪽 / 9,500원

한자능력검정시험 3급 · 3급II
한자능력검정시험연구위원회 편저
4×6판 / 380쪽 / 7,500원

교과서 속에 꼭꼭 숨어있는 이색박물관 체험
이신화 지음 / 대국전판 / 248쪽 / 12,000원

초등학생 독서 논술(저학년)
책마루 독서교육연구회 지음
4×6배판 변형 / 244쪽 / 14,000원

초등학생 독서 논술(고학년)
책마루 독서교육연구회 지음
4×6배판 변형 / 236쪽 / 14,000원

놀면서 배우는 경제
김솔 지음 / 대국전판 / 196쪽 / 10,000원

건강생활과 레저스포츠 즐기기
강선희 외 11명 공저 / 4×6배판 / 324쪽 / 18,000원

아이의 미래를 바꿔주는 좋은 습관
배은경 지음 / 신국판 / 216쪽 / 9,500원

다중지능 아이의 미래를 바꾼다
이소영 외 6인 지음 / 신국판 / 232쪽 / 11,000원

체육학 자연과학 및 사회과학 분야의 석 · 박사 학
위 논문, 학술진흥재단 등재지, 등재후보지와 관
련된 학회지 논문 작성법
하철수 · 김봉경 지음 / 신국판 / 336쪽 / 15,000원

공부가 제일 쉬운 공부 달인 되기
이은승 지음 / 신국판 / 256쪽 / 10,000원

글로벌 리더가 되려면 영어부터 정복하라
서재희 지음 / 신국판 / 276쪽 / 11,500원

중국현대30년사
정재일 지음 / 신국판 / 364쪽 / 20,000원

생활호신술 및 성폭력의 유형과 예방
신현무 지음 / 신국판 / 228쪽 / 13,000원

글로벌 리더가 되는 최강속독법
권혁천 지음 / 신국판 변형 / 336쪽 / 15,000원

취미 실용

김진국과 같이 배우는 **와인의 세계**
김진국 지음
국배판 변형 양장본(올컬러) / 208쪽 / 30,000원

배스낚시 테크닉
이종건 지음 / 4×6배판 / 440쪽 / 20,000원

나도 디지털 전문가 될 수 있다!!!
이승훈 지음 / 4×6배판 / 320쪽 / 19,200원

건강하고 아름다운 **동양란 기르기**
난마을 지음 / 4×6배판 변형 / 184쪽 / 12,000원

애완견114
황양원 엮음 / 4×6배판 변형 / 228쪽 / 13,000원

경제경영

CEO가 될 수 있는 성공법칙 101가지
김승룡 편역 / 신국판 / 320쪽 / 9,500원

정보소프트
김승룡 지음 / 신국판 / 324쪽 / 6,000원

기획대사전
다카하시 겐코 지음 / 홍영의 옮김
신국판 / 552쪽 / 19,500원

맨손창업·맞춤창업 BEST 74
양혜숙 지음 / 신국판 / 416쪽 / 12,000원

무자본, 무점포 창업! FAX 한 대면 성공한다
다카시로 고시 지음 / 홍영의 옮김
신국판 / 226쪽 / 7,500원

성공하는 기업의 **인간경영**
중소기업 노무 연구회 편저 / 홍영의 옮김
신국판 / 368쪽 / 11,000원

21세기 IT가 세계를 지배한다
김광희 지음 / 신국판 / 380쪽 / 12,000원

경제기사로 부자아빠 만들기
김기태·신현태·박근수 공저
신국판 / 388쪽 / 12,000원

포스트 PC의 주역 **정보가전과 무선인터넷**
김광희 지음 / 신국판 / 356쪽 / 12,000원

성공하는 사람들의 **마케팅 바이블**
채수명 지음 / 신국판 / 328쪽 / 12,000원

느린 비즈니스로 돌아가라
사카모토 게이이치 지음 / 정성호 옮김
신국판 / 276쪽 / 9,000원

적은 돈으로 큰돈 벌 수 있는 **부동산 재테크**
이원재 지음 / 신국판 / 340쪽 / 12,000원

바이오혁명
이주영 지음 / 신국판 / 328쪽 / 12,000원

성공하는 사람들의 **자기혁신 경영기술**
채수명 지음 / 신국판 / 344쪽 / 12,000원

CFO   교텐 토요오·타하라 오키시 지음
민병수 옮김 / 신국판 / 312쪽 / 12,000원

네트워크시대 네트워크마케팅
임동학 지음 / 신국판 / 376쪽 / 12,000원

성공리더의 7가지 조건
다이앤 트레이시·윌리엄 모건 지음
지창영 옮김 / 신국판 / 360쪽 / 13,000원

김종결의 **성공창업**
김종결 지음 / 신국판 / 340쪽 / 12,000원

최적의 타이밍에 **내 집 마련하는 기술**
이원재 지음 / 신국판 / 248쪽 / 10,500원

컨설팅 세일즈   Consulting sales
임동학 지음 / 대국전판 / 336쪽 / 13,000원

연봉 10억 만들기
김농주 지음 / 국판 / 216쪽 / 10,000원

주5일제 근무에 따른 **한국형 주말창업**
최효진 지음 / 신국판 변형 양장본 / 216쪽 /
10,000원

돈 되는 땅 돈 안되는 땅
김영준 지음 / 신국판 / 320쪽 / 13,000원

돈 버는 회사로 만들 수 있는 109가지
다카하시 도시노리 지음 / 민병수 옮김
신국판 / 344쪽 / 13,000원

프로는 디테일에 강하다
김미현 지음 / 신국판 / 248쪽 / 9,000원

머니투데이 송복규 기자의 **부동산으로 주머니돈 100배 만들기**
송복규 지음 / 신국판 / 328쪽 / 13,000원

성공하는 슈퍼마켓&편의점 창업
나명환 지음 / 4×6배판 변형 / 500쪽 / 28,000원

대한민국 성공 재테크 **부동산 펀드와 리츠로 승부하라**
김영준 지음 / 신국판 / 256쪽 / 12,000원

마일리지 200% 활용하기
박성희 지음 / 국판 변형 / 200쪽 / 8,000원

1%의 가능성에 도전, **성공 신화를 이룬 여성 CEO**
김미현 지음 / 신국판 / 248쪽 / 9,500원

3천만 원으로 부동산 재벌 되기
최수길·이숙·조연희 지음
신국판 / 290쪽 / 12,000원

10년을 앞설 수 있는 **재테크**
노동규 지음 / 신국판 / 260쪽 / 10,000원

세계 최강을 추구하는 도요타 방식
나카야마 키요타카 지음 / 민병수 옮김
신국판 / 296쪽 / 12,000원

최고의 설득을 이끌어내는 **프레젠테이션**
조두환 지음 / 신국판 / 296쪽 / 11,000원

최고의 만족을 이끌어내는 **창의적 협상**
조강희·조원희 지음 / 신국판 / 248쪽 / 10,000원

New 세일즈 기법 물건을 팔지 말고 가치를 팔아라
조기선 지음 / 신국판 / 264쪽 / 9,500원

작은 회사는 전략이 달라야 산다
황문진 지음 / 신국판 / 312쪽 / 11,000원

돈되는 슈퍼마켓&편의점 창업전략(입지 편)
나명환 지음 / 신국판 / 352쪽 / 13,000원

25·35 꼼꼼 여성 재테크
정원훈 지음 / 신국판 / 224쪽 / 11,000원

대한민국 2030 독특하게 창업하라
이상헌·이호 지음 / 신국판 / 288쪽 / 12,000원

왕초보 주택 경매로 돈 벌기
천관성 지음 / 신국판 / 268쪽 / 12,000원

New 마케팅 기법 〈실천편〉
물건을 팔지 말고 가치를 팔아라 2
조기선 지음 / 신국판 / 240쪽 / 10,000원

퇴출 두려워 마라 홀로서기에 도전하라
신정수 지음 / 신국판 / 256쪽 / 11,500원

슈퍼마켓&편의점 창업 바이블
나명환 지음 / 신국판 / 280쪽 / 12,000원

위기의 한국 기업 재창조하라
신정수 지음 / 신국판 양장본 / 304쪽 / 15,000원

취업 닥터
신정수 지음 / 신국판 / 272쪽 / 13,000원

합법적으로 확실하게
세금 줄이는 방법
최성호, 김기근 지음 / 대국전판 / 372쪽 / 16,000원

선거수첩
김용의 엮음 / 4×6판 / 184쪽 / 9,000원

주식

개미군단 대박맞이 주식투자
홍성걸(한양증권 투자분석팀 팀장) 지음
신국판 / 310쪽 / 9,500원

알고 하자! **돈 되는 주식투자**
이길영 외 2명 공저 / 신국판 / 388쪽 / 12,500원

항상 당하기만 하는 개미들의 매도·매수타이밍
999% 적중 노하우
강경무 지음 / 신국판 / 336쪽 / 12,000원

부자 만들기 주식성공클리닉
이창희 지음 / 신국판 / 372쪽 / 11,500원

선물·옵션 이론과 실전매매
이창희 지음 / 신국판 / 372쪽 / 12,000원

너무나 쉬워 재미있는 주가차트
홍성무 지음 / 4×6배판 / 216쪽 / 15,000원

주식투자 직접 투자로 높은 수익을 올릴 수 있는 비결
김학균 지음 / 신국판 / 230쪽 / 11,000원

억대 연봉 증권맨이 말하는 슈퍼 개미의 수익 나는 원리
임정규 지음 / 신국판 / 248쪽 / 12,500원

역학

역리종합 **만세력**
정도명 편저 / 신국판 / 532쪽 / 10,500원

작명대전
정보국 지음 / 신국판 / 460쪽 / 12,000원

하락이수 해설
이천교 편저 / 신국판 / 620쪽 / 27,000원

현대인의 창조적 **관상과 수상**
백운산 지음 / 신국판 / 344쪽 / 9,000원

대운용신영부적
정재원 지음 / 신국판 양장본 / 750쪽 / 39,000원

사주비결활용법
이세진 지음 / 신국판 / 392쪽 / 12,000원

컴퓨터세대를 위한 新 **성명학대전**
박용찬 지음 / 신국판 / 388쪽 / 11,000원

길흉화복 꿈풀이 비법
백운산 지음 / 신국판 / 410쪽 / 12,000원

새천년 **작명컨설팅**
정재원 지음 / 신국판 / 492쪽 / 13,900원

백운산의 **신세대 궁합**
백운산 지음 / 신국판 / 304쪽 / 9,500원

동자삼 작명학
남사모 지음 / 신국판 / 496쪽 / 15,000원

구성학의 기초
문길여 지음 / 신국판 / 412쪽 / 12,000원

소울음소리
이건우 지음 / 신국판 / 314쪽 / 10,000원

법률 일반

여성을 위한 성범죄 법률상식
조명원(변호사) 지음/ 신국판 / 248쪽 / 8,000원

아파트 난방비 75% 절감방법
고영근 지음 / 신국판 / 238쪽 / 8,000원

일반인이 꼭 알아야 할 절세전략 173선
최성호(공인회계사) 지음 / 신국판 / 392쪽 / 12,000원

변호사와 함께하는 부동산 경매
최환주(변호사) 지음 / 신국판 / 404쪽 / 13,000원

혼자서 쉽고 빠르게 할 수 있는 소액재판
김재용 · 김종철 공저 / 신국판 / 312쪽 / 9,500원

"술 한 잔 사겠다"는 말에서 찾아보는 채권 · 채무
변환철(변호사) 지음 / 신국판 / 408쪽 / 13,000원

알기쉬운 부동산 세무 길라잡이
이건우(세무서 재산계장) 지음
신국판 / 400쪽 / 13,000원

알기쉬운 어음, 수표 길라잡이
변환철(변호사) 지음 / 신국판 / 328쪽 / 11,000원

제조물책임법
강동근(변호사) · 윤종성(검사) 공저
신국판 / 368쪽 / 13,000원

알기 쉬운 주5일근무에 따른 임금 · 연봉제 실무
문강분(공인노무사) 지음
4×6배판 변형 / 544쪽 / 35,000원

변호사 없이 당당히 이길 수 있는 형사소송
김대환 지음 / 신국판 / 304쪽 / 13,000원

변호사 없이 당당히 이길 수 있는 민사소송
김대환 지음 / 신국판 / 412쪽 / 14,500원

혼자서 해결할 수 있는 교통사고 Q&A
조명원(변호사) 지음 / 신국판 / 336쪽 / 12,000원

알기 쉬운 개인회생 · 파산 신청법
최재구(법무사) 지음 / 신국판 / 352쪽 / 13,000원

부동산 조세론
정태식 · 감예기 지음
4×6배판 변형 / 408쪽 / 33,000원

생활 법률

부동산 생활법률의 기본지식
대한법률연구회 지음 / 김원중(변호사) 감수
신국판 / 472쪽 / 13,000원

고소장 · 내용증명 생활법률의 기본지식
하태웅(변호사) 지음 / 신국판 / 440쪽 / 12,000원

노동 관련 생활법률의 기본지식
남동희(공인노무사) 지음 / 신국판 / 528쪽 /
14,000원

외국인 근로자 생활법률의 기본지식
남동희(공인노무사) 지음 / 신국판 / 400쪽 /
12,000원

계약작성 생활법률의 기본지식
이상도(변호사) 지음 / 신국판 / 560쪽 / 14,500원

지적재산 생활법률의 기본지식
이상도(변호사) · 조의제(변리사) 공저
신국판 / 496쪽 / 14,000원

부당노동행위와 부당해고 생활법률의 기본지식
박영수(공인노무사) 지음 / 신국판 / 432쪽 / 14,000원

주택 · 상가임대차 생활법률의 기본지식
김운용(변호사) 지음 / 신국판 / 480쪽 / 14,000원

하도급거래 생활법률의 기본지식
김진홍(변호사) 지음 / 신국판 / 440쪽 / 14,000원

이혼소송과 재산분할 생활법률의 기본지식
박동섭(변호사) 지음 / 신국판 / 460쪽 / 14,000원

부동산등기 생활법률의 기본지식
정상태(법무사) 지음 / 신국판 / 456쪽 / 14,000원

기업경영 생활법률의 기본지식
안동섭(단국대 교수) 지음 / 신국판 / 466쪽 /
14,000원

교통사고 생활법률의 기본지식
박정무(변호사) · 전병찬 공저
신국판 / 480쪽 / 14,000원

소송서식 생활법률의 기본지식
김대환 지음 / 신국판 / 480쪽 / 14,000원

호적 · 가사소송 생활법률의 기본지식
정주수(법무사) 지음 / 신국판 / 516쪽 / 14,000원

상속과 세금 생활법률의 기본지식
박동섭(변호사) 지음 / 신국판 / 480쪽 / 14,000원

담보 · 보증 생활법률의 기본지식
류창호(법학박사) 지음 / 신국판 / 436쪽 / 14,000원

소비자보호 생활법률의 기본지식
김성천(법학박사) 지음 / 신국판 / 504쪽 / 15,000원

판결 · 공정증서 생활법률의 기본지식
정상태(법무사) 지음 / 신국판 / 312쪽 / 13,000원

산업재해보상보험 생활법률의 기본지식
정유석(공인노무사) 지음 / 신국판 / 384쪽 /
14,000원

처세

성공적인 삶을 추구하는 여성들에게 우먼파워
조안 커너 · 모이라 레이너 공저 / 지창영 옮김
신국판 / 352쪽 / 8,800원

이익이 되는 말 손해가 되는 말
우메시마 미요 지음 / 정성호 옮김
신국판 / 304쪽 / 9,000원

성공하는 사람들의 화술테크닉
민영욱 지음 / 신국판 / 320쪽 / 9,500원

부자들의 생활습관 가난한 사람들의 생활 습관
다케우치 야스오 지음 / 홍영의 옮김
신국판 / 320쪽 / 9,800원

코끼리 귀를 당긴 원숭이-히딩크식 창의 력을 배우자
강충인 지음 / 신국판 / 208쪽 / 8,500원

성공하려면 유머와 위트로 무장하라
민영욱 지음 / 신국판 / 292쪽 / 9,500원

등소평의 오뚝이전략
조창남 편저 / 신국판 / 304쪽 / 9,500원

노무현 화술과 화법을 통한 이미지 변화
이현정 지음 / 신국판 / 320쪽 / 10,000원

성공하는 사람들의 토론의 법칙
민영욱 지음 / 신국판 / 280쪽 / 9,500원

사람은 칭찬을 먹고산다
민영욱 지음 / 신국판 / 268쪽 / 9,500원

사과의 기술
김농주 지음 / 신국판 변형 양장본 / 200쪽 /
10,000원

취업 경쟁력을 높여라
김농주 지음 / 신국판 / 280쪽 / 12,000원

유비쿼터스시대의 블루오션 전략
최양진 지음 / 신국판 / 248쪽 / 10,000원

나만의 블루오션 전략-화술편
민영욱 지음 / 신국판 / 254쪽 / 10,000원

희망의 씨앗을 뿌리는 20대를 위하여
우광균 지음 / 신국판 / 172쪽 / 8,000원

끌리는 사람이 되기위한 이미지 컨설팅
홍순아 지음 / 대국전판 / 194쪽 / 10,000원

글로벌 리더의 소통을 위한 스피치
민영욱 지음 / 신국판 / 328쪽 / 10,000원

오바마처럼 꿈에 미쳐라
정영순 지음 / 신국판 / 208쪽 / 9,500원

여자 30대, 내 생애 최고의 인생을 만들어라
정영순 지음 / 신국판 / 256쪽 / 11,500원

인맥의 달인을 넘어 인맥의 神이 되라
서필환 · 봉은희 지음 / 신국판 / 304쪽 / 12,000원

아임 파인(I'm Fine!)
오오카와 류우호오 지음 / 4×6판 / 152쪽 / 8,000원

미셸 오바마처럼 사랑하고 성공하라
정영순 지음 / 신국판 / 224쪽 / 10,000원

용기의 법
오오카와 류우호오 지음 / 국판 / 208쪽 / 10,000원

긍정의 신
김태광 지음 / 신국판변형 / 230쪽 / 9,500원

위대한 결단
이채윤 지음 / 신국판 / 316쪽 / 15,000원

명상

명상으로 얻는 깨달음
달라이 라마 지음 / 지창영 옮김
국판 / 320쪽 / 9,000원

어학

2진법 영어
이상도 지음 / 4×6배판 변형 / 328쪽 / 13,000원
한 방으로 끝내는 영어
고제윤 지음 / 신국판 / 316쪽 / 9,800원
한 방으로 끝내는 영단어
김승엽 지음 / 김수경 · 카렌다 감수
4×6배판 변형 / 236쪽 / 9,800원
해도해도 안 되던 영어회화 **하루에 30분씩 90일
이면 끝낸다**
Carrot Korea 편집부 지음
4×6배판 변형 / 260쪽 / 11,000원

바로 활용할 수 있는 **기초생활영어**
김수경 지음 / 신국판 / 240쪽 / 10,000원
바로 활용할 수 있는 **비즈니스영어**
김수경 지음 / 신국판 / 252쪽 / 10,000원
생존영어55
홍일록 지음 / 신국판 / 224쪽 / 8,500원
필수 여행영어회화
한현숙 지음 / 4×6판 변형 / 328쪽 / 7,000원
필수 여행일어회화
윤영자 지음 / 4×6판 변형 / 264쪽 / 6,500원
필수 여행중국어회화
이은진 지음 / 4×6판 변형 / 256쪽 / 7,000원

영어로 배우는 중국어
김승엽 지음 / 신국판 / 216쪽 / 9,000원
필수 여행 스페인어회화
유연창 지음 / 4×6판 변형 / 288쪽 / 7,000원
바로 활용할 수 있는 **홈스테이 영어**
김형주 지음 / 신국판 / 184쪽 / 9,000원
필수 여행 러시아어회화
이은수 지음 / 4×6판 변형 / 248쪽 / 7,500원

여행

우리 땅 우리 문화가 살아 숨쉬는 **옛터**
이형권 지음 / 대국전판(올컬러) / 208쪽 / 9,500원
아름다운 **산사**
이형권 지음 / 대국전판(올컬러) / 208쪽 / 9,500원
맛과 멋이 있는 낭만의 **카페**
박성찬 지음 / 대국전판(올컬러) / 168쪽 / 9,900원
한국의 숨어 있는 아름다운 **풍경**
이종원 지음 / 대국전판(올컬러) / 208쪽 / 9,900원

사람이 있고 자연이 있는 아름다운 **명산**
박기성 지음 / 대국전판(올컬러) / 176쪽 / 12,000원
마음의 고향을 찾아가는 여행 **포구**
김인자 지음 / 대국전판(올컬러) / 224쪽 / 14,000원
생명이 살아 숨쉬는 한국의 아름다운 **강**
민병준 지음 / 대국전판(올컬러) / 168쪽 / 12,000원
틈나는 대로 **세계여행**
김재관 지음
4×6배판 변형(올컬러) / 368쪽 / 20,000원

풍경 속을 걷는 즐거움 **명상 산책**
김인자 지음 / 대국전판(올컬러) / 224쪽 / 14,000원
3. 3. 7 세계여행
김완수 지음
4×6배판 변형(올컬러) / 280쪽 / 12,900원

레포츠

수열이의 브라질 축구 탐방 **삼바 축구, 그들은 강
하다**
이수열 지음 / 신국판 / 280쪽 / 8,500원
마라톤, 그 아름다운 도전을 향하여
빌 로저스 · 프리실라 웰치 · 조 헨더슨 공저
오인환 감수 / 지창영 옮김
4×6배판 / 320쪽 / 15,000원
인라인스케이팅 100%즐기기
임미숙 지음 / 4×6배판 변형 / 172쪽 / 11,000원

김동환 지음 / 4×6배판 변형 / 184쪽 / 12,000원
태권도 총론
하웅의 지음 / 4×6배판 / 288쪽 / 15,000원
수영 100% 즐기기
김종만 지음 / 4×6배판 변형 / 248쪽 / 13,000원
건강을 위한 **웰빙 걷기**
이강옥 지음 / 대국전판 / 280쪽 / 10,000원

쉽고 즐겁게! 신나게! 배우는 **재즈댄스**
최재선 지음 / 4×6배판 변형 / 200쪽 / 12,000원
해양스포츠 카이트보딩
김남용 편저 / 신국판(올컬러) / 152쪽 / 18,000원

골프

스키 100% 즐기기
퍼팅 메커닉
이근택 지음 / 4×6배판 변형 / 192쪽 / 18,000원
아마골프 가이드
정영호 지음 / 4×6배판 변형 / 216쪽 / 12,000원
골프 100타 깨기
김준모 지음 / 4×6배판 변형 / 136쪽 / 10,000원
골프 90타 깨기
김광섭 지음 / 4×6배판 변형 / 148쪽 / 11,000원
KLPGA **최여진 프로의 센스 골프**
최여진 지음
4×6배판 변형(올컬러) / 188쪽 / 13,900원
KTPGA **김준모 프로의 파워 골프**
김준모 지음
4×6배판 변형(올컬러) / 192쪽 / 13,900원

골프 80타 깨기
오태훈 지음 / 4×6배판 변형 / 132쪽 / 10,000원
신나는 골프 세상
유응열 지음 / 4×6배판 변형(올컬러) / 232쪽 /
16,000원
이신 프로의 더 퍼펙트
이신 지음 / 국배판 변형 336쪽 / 28,000원
주니어출신 박영진 프로의 **주니어골프**
박영진 지음
4×6배판 변형(올컬러) / 164쪽 / 11,000원
골프손자병법
유응열 지음
4×6배판 변형(올컬러) / 212쪽 / 16,000원
박영진 프로의 **주말 골퍼 100타 깨기**
박영진 지음
4×6배판 변형(올컬러) / 160쪽 / 12,000원

10타 줄여주는 클럽 피팅
현세용 · 서주석 공저
4×6배판 변형 / 184쪽 / 15,000원
단기간에 싱글이 될 수 있는 **원포인트 레슨**
권용진 · 김준모 지음
4×6배판 변형(올컬러) / 152쪽 / 12,500원
이신 프로의 더 퍼펙트 쇼트 게임
이신 지음
국배판 변형(올컬러) / 248쪽 / 20,000원
인체에 가장 잘 맞는 **스킨 골프**
박길석 지음
국배판 변형 양장본(올컬러) / 312쪽 / 43,000원

여성실용

결혼준비, 이제 놀이가 된다
김창규 · 김수경 · 김정철 지음
4×6배판 변형(올컬러) / 230쪽 / 13,000원

아동

꿈도둑의 비밀
이소영 지음 / 신국판 / 136쪽 / 7,500원

스트레스가 내 몸을 살린다

2010년 5월 30일 제1판 1쇄 발행

지은이/대한불안의학회 스트레스관리특별위원회
펴낸이/강선희
펴낸곳/가림출판사

등록/1992. 10. 6. 제4-191호
주소/서울시 광진구 구의동 57-71 부원빌딩 4층
대표전화/458-6451   팩스/458-6450
홈페이지 http://www.galim.co.kr
전자우편 galim@galim.co.kr

값 13,000원

ⓒ 대한불안의학회 스트레스관리특별위원회, 2010

무단 복제 · 전재를 절대 금합니다.

ISBN 978-89-7895-338-2 13510